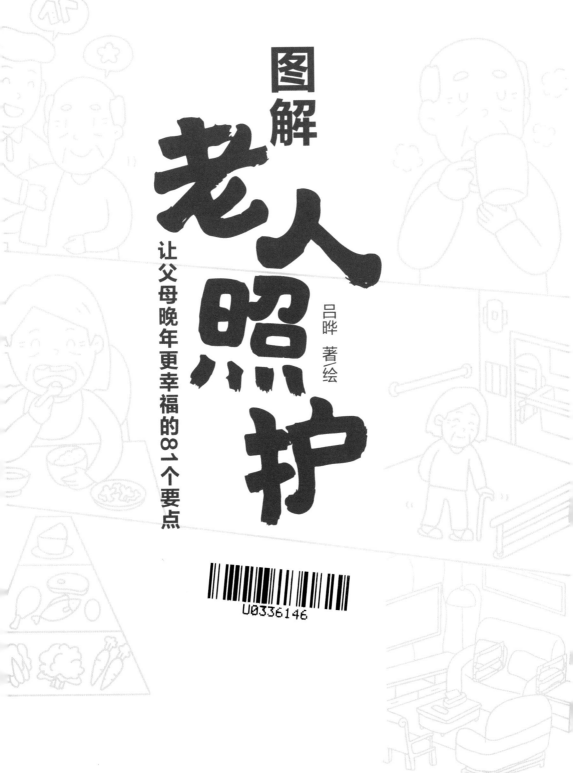

图解

老人照护

让父母晚年更幸福的81个要点

吕晔 著/绘

U0336146

机械工业出版社
CHINA MACHINE PRESS

本书采用直观易懂的图解形式，介绍了高龄老人照护的知识，内容广泛，覆盖衰老引发的各种问题、日常照护方法、居家环境适老化改造以及丰富多样的老年活动。每一章节都紧密围绕老年人的实际需求，提供了切实可行的解决方案。本书知识点密集，视觉表达丰富，图示说明清晰，让读者即便没有专业背景也能轻松掌握相关技巧，有效应对老年生活中的各种挑战。无论是家庭成员、志愿者还是有志于养老服务行业的从业者，都能从中获益，为老年人提供更为周到、细致的关怀，助力他们享受健康、安全、充实的晚年生活。

本书适合有照护老人需求的大众读者及养老服务从业者阅读参考。

图书在版编目（CIP）数据

图解老人照护：让父母晚年更幸福的81个要点 / 吕晔著、绘. -- 北京：机械工业出版社，2025.5.
ISBN 978-7-111-77848-6

Ⅰ. R473.59-64

中国国家版本馆CIP数据核字第2025G0Z291号

机械工业出版社（北京市百万庄大街22号 邮政编码100037）

策划编辑：兰　梅　　　　　责任编辑：兰　梅
责任校对：张　征　丁梦卓　　责任印制：单爱军

北京瑞禾彩色印刷有限公司印刷

2025年5月第1版第1次印刷
165mm×225mm·12.5印张·1插页·218千字
标准书号：ISBN 978-7-111-77848-6
定价：69.80元

电话服务　　　　　　　　　网络服务
客服电话：010-88361066　　机 工 官 网：www.cmpbook.com
　　　　　010-88379833　　机 工 官 博：weibo.com/cmp1952
　　　　　010-68326294　　金 书 网：www.golden-book.com
封底无防伪标均为盗版　　机工教育服务网：www.cmpedu.com

高龄时代，
每个人都应该学习如何应对衰老

　　根据最新数据，中国的人均预期寿命已经达到了 78.6 岁，其中女性更是达到了 81.16 岁，而在半个世纪前，1970 年前后，我们的人均寿命只有 60 岁左右。

　　得益于医疗技术的进步，还有孕产妇、婴儿的死亡率大幅降低，今天的我们，能比半个世纪前的先辈们多活 20 年。但是多出来的寿命，是幸运还是不幸，却因人而异。

　　年轻时的生活习惯，生活环境中的土壤、空气、水源，各种运动损伤、职业病……这些都会在我们进入老年时被放大成不同的"惊喜"进入我们的生活。

　　如何应对这"多出来"的 20 年，先辈没有太多经验传授给我们，只有靠我们自己去体悟、习得，甚至我们还得为正处于高龄的他们，探索应对方案。

　　2020 年是我从事养老相关工作的第 6 年，那年年底，机缘巧合认识了吕晔老师，并且被她的科普漫画内容所吸引，遂邀请她在"阿沐养老"微信公众号上开设专栏。4 年来，她在"阿沐养老"上已连载了数十篇老年照护相关的漫画内容，也如我所预料的那样，这些漫画成为"阿沐养老"上最受关注、最受欢迎的内容之一。我们共同制作的《漫画养老机构跌倒预防》手册发布后，在行业里广受好评，也曾"一册难求"。

　　在这期间，许多素不相识的养老机构跟我们联系，希望把她的漫画打印出来张贴在机构里，供员工们日常学习。这也是我们非常期待的结果——用通俗易懂、有趣生动的内容，把那些原本晦涩的内容传递给所有用得着的人。

　　当然，这其中也不乏"愿意为知识付费"的读者，主动提到希望购买出版物，在我几年来无数次回答"快了，马上就会有了"之后，终有正果。

这本书涉及老年人衰老引发的各种问题、照护的方法、环境的打造、辅具的选择……可以算是一本读起来门槛很低，但知识点非常密集的高龄生活照护科普读物。其内容不仅适合专业的养老服务从业者参考，也是高龄时代每个人的"必修课"。

储涛（"阿沐养老"主编）

2024 年 11 月

目　录

高龄时代，每个人都应该学习如何应对衰老

第一章　照护入门　了解老人

第二章　安全护航 轻松进食

第三章 环境升级 舒适生活

第四章　行动避险　步步为营

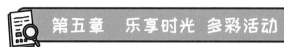

第五章　乐享时光　多彩活动

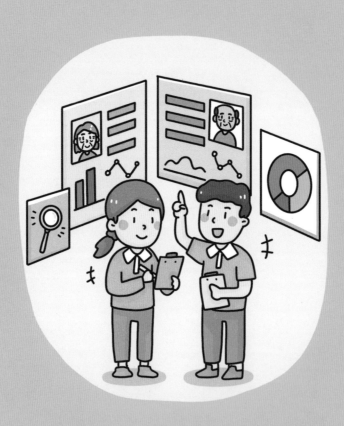

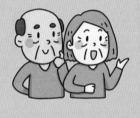

第一章
照护入门　了解老人

照护的基础：观察

观察的重要性

对老人而言

早期症状轻
自己难发现

不及时治疗
后期难治愈

脆弱敏感
不主动告知

了解老人现状
持续观察情况

及时发现变化
敏锐抓住问题

灵活采取措施

对家属而言

减轻身体和
精神的负担

提高护理的
效率和质量

提前应对与维
护老人的自尊

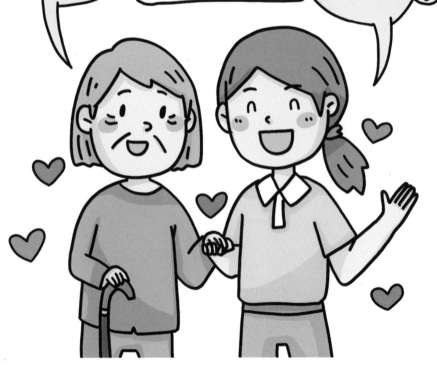

为什么要学会观察

观察是发现变化的一个前提，学会观察，对于老人自己、家属、照护者及其他从业者来说，都十分重要。让我们一起了解为什么要学会观察、如何观察以及观察时的注意事项。

当身体有异常时，由于症状较轻，老人通常很难自我发现。如果不及时发现并进行治疗，病情很有可能会恶化而导致后期难以治愈。此外，老人上了年纪，心理较为脆弱和敏感，会担心自己给家属添麻烦，即使注意到身体变化，也不愿主动告知。因此，早期发现、早期治疗很重要。

我们通过观察可以了解老人现状，并通过持续观察，了解老人的护理情况。为了及时发现异常，首先应该了解正常老人的状况是怎样的。因此，最初的信息收集和平日的观察就十分重要了。

比如，平时体温比较低的老人，体温突然高了一些，即使在正常值范围内，也不能掉以轻心。对于这样的老人来说，此时很有可能是发烧了。我们通过平时的观察就能够发现类似状况的变化，进而抓住问题予以解决。

再比如，进行一周、一个月的持续观察后，可以更敏锐地发现老人的身体异常，从而灵活地应对。

从家属的视角来看，观察可以提高工作效率和护理质量，减轻自己身体和精神的负担。我们如果能通过观察老人的脸色、声音等来发现问题，就可以提前应对，从而提供更高质量的护理和关怀。

比如，通过观察并判断如厕时间，可以提前协助老人排泄。这比起在床上为老人更换纸尿裤，既节约时间，又减轻了家属的负担，还能维护老人的自尊心。

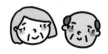

身体观察要点图示

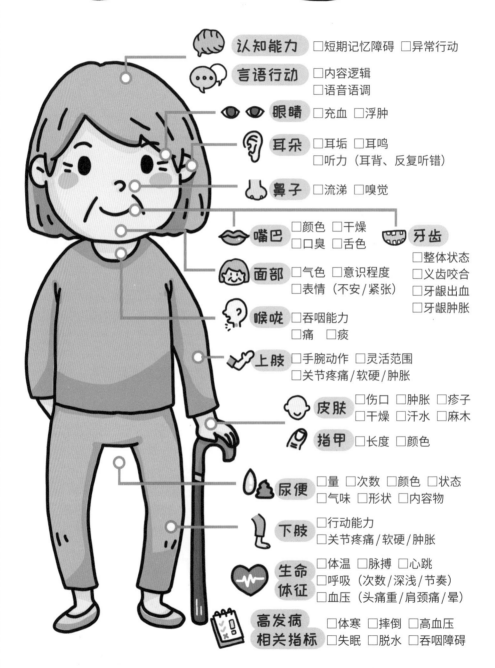

认知能力 □短期记忆障碍 □异常行动

言语行动 □内容逻辑 □语音语调

眼睛 □充血 □浮肿

耳朵 □耳垢 □耳鸣 □听力（耳背、反复听错）

鼻子 □流涕 □嗅觉

嘴巴 □颜色 □干燥 □口臭 □舌色

牙齿 □整体状态 □义齿咬合 □牙龈出血 □牙龈肿胀

面部 □气色 □意识程度 □表情（不安/紧张）

喉咙 □吞咽能力 □痛 □痰

上肢 □手腕动作 □灵活范围 □关节疼痛/软硬/肿胀

皮肤 □伤口 □肿胀 □疹子 □干燥 □汗水 □麻木

指甲 □长度 □颜色

尿便 □量 □次数 □颜色 □状态 □气味 □形状 □内容物

下肢 □行动能力 □关节疼痛/软硬/肿胀

生命体征 □体温 □脉搏 □心跳 □呼吸（次数/深浅/节奏） □血压（头痛重/肩颈痛/晕）

高发病相关指标 □体寒 □摔倒 □高血压 □失眠 □脱水 □吞咽障碍

如何进行身体观察

为了提高观察能力，我们需要按照身体部位进行观察，掌握每个部位的观察要点。

具体来说，身体部位的观察可以分为：大脑（认知能力、言语行动）、面部整体状况（眼睛、鼻子、耳朵、嘴巴、牙齿）、喉咙、关节、上肢、下肢、皮肤、指甲、其他生命体征等。

刚开始时，观察所有的部位比较困难，可以先培养自己具备观察的意识。随着观察时间的增加，就可以从刻意观察转变为自然而然的观察。

观察时的方法

全面·定期

❶ 身体状况

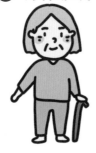

❷ 精神状况

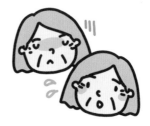

❸ 环境（硬件）

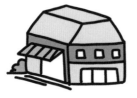

❹ 人际关系（软件）

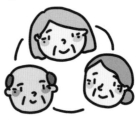

 身体观察实践案例

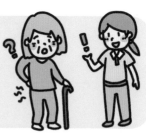

老人：请帮我看看我的尾骨吧！

家属：好。是这里吗？这个位置叫仙骨，
我看到有 X 厘米左右发红了。

| 了解事实 | 判定问题 | 思考原因 | 采取行动 |

了解事实

无：无发红 ➡ 没问题

有：有 X 厘米发红 ➡ 与以往不同
有问题

思考原因

为什么发红？

● 身体功能下降？
● 营养状况不好？
● 床垫不合适？
● 同一姿势太久？

采取行动

▶ 告诉医生
▶ 康复训练
▶ 和营养师沟通
▶ 更换床垫
▶ 定时更换体位

观察时的留意点

在进行观察时，还有一些需要注意的地方。

首先是全面观察。在观察时，我们往往只注意到老人身体方面的变化，但实际上，除了身体以外，还需要注意老人的精神状态、居住环境、人际关系等，通过综合视角进行观察。比如，观察老人家里的环境（温度、光线）、听到的声音（音视频声、说话声、日常噪音等）、室内的摆设等。

其次是定期观察。了解老人之前的生活状况如何、有哪些需要特别注意的事项。

此外，还需要在观察并判断问题的基础上，思考原因并采取行动。

比如，当老人提出"请帮我看看尾骨周围的情况"时，如果观察到仙骨部位发红，就要进一步排查造成这一现象的原因。是不是身体功能低下？是不是营养不良？是不是床垫有问题？是不是同一姿势时间太久？

基于不同的原因，我们再来考虑采取康复训练、与营养专家讨论对策、更换床垫、预估更换体位的时间等措施。

观察对老年人家属来说是必备的技能，让我们通过实践提高观察力吧！

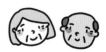

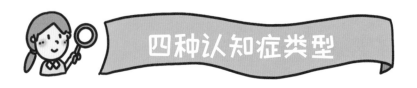

四种认知症类型

认知症，即通常所说的"痴呆"，主要包括阿尔茨海默病、血管性痴呆、路易体痴呆、额颞叶痴呆四种类型。

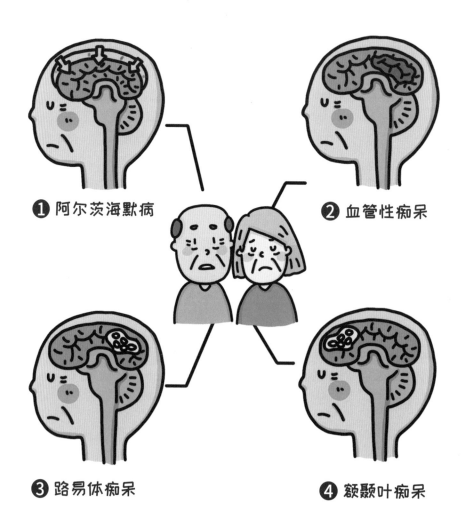

❶ 阿尔茨海默病

❷ 血管性痴呆

❸ 路易体痴呆

❹ 额颞叶痴呆

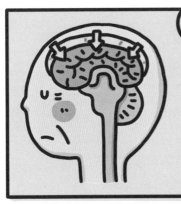

① 阿尔茨海默病

脑内沉积 ➡ 脑萎缩

60 岁以上
高风险

5~10 年
病程

初期	中期	后期
健忘、分辨力弱 执行功能障碍	不熟悉场所定位、 失行、不自信	说话困难 身体功能衰退

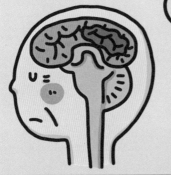

② 血管性痴呆

脑梗死
脑出血
➡ 记忆部分
受损

妥善的复健和健康管理
可一定程度上控制症状发展

某种能力退化

伴随脑血管疾病
病症会急剧恶化

功能退化
呈不均匀性

阿尔茨海默病

阿尔茨海默病约占所有认知症病例的50%以上。该病是由于脑内沉积了色斑状老年斑或丝状蓄积物，导致细胞活性减弱，脑部出现萎缩而引起的疾病。通常60岁以上的老人患病风险更高。

根据病情发展阶段，患者会出现不同程度的症状。

- 初期：主要表现为记忆力减退，例如忘记物品、时间，无法分辨季节等。此外，还可能出现执行功能障碍。
- 中期：会出现不熟悉场所定位、失行等行为。在初期、中期时，患者可能会由于自身变化而招致周围的责备，进而出现失去自尊、丧失自信的情况。伴随自身语言能力的降低，还可能会出现抑郁、乏力、言语暴力等情况。
- 后期：患者的语言能力显著下降，说话困难。行走、进食、排泄等基本的身体功能逐渐衰退，日常生活需要全面的护理。

阿尔茨海默病的病程通常约5~10年，但根据个体差异，病情进展速度会有所不同。

一方面，为了防止患者身体功能衰退而引起的跌倒、营养和水分摄取不足、吞咽障碍及误咽性肺炎等问题，需要为患者提供医疗方面的支持。而另一方面，患者仍然具有喜怒哀乐等情感需求，因此家人和护理人员需要对老人保持理解与尊重。

血管性痴呆

血管性痴呆占认知症病例的30%，仅次于阿尔茨海默病。

血管性痴呆是由于脑部与记忆有关的部分受损而引起的疾病。其病因包括由脑血管堵塞而导致血流不畅的脑梗死、脑血管破裂出血的脑出血等。

根据大脑受损部位不同，老人可能会出现某种能力的退化，而其他能力依旧保持正常。每当脑血管疾病发作时，其病症也会急剧恶化，呈现阶梯形发展。但通过妥善的复健和健康管理，可在一定程度上控制症状的发展。

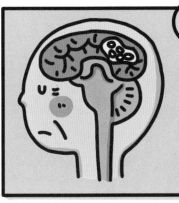

莱维小体蓄积 ➡ 脑神经细胞

多发于 50 岁以上

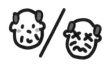

初期		后期

手足颤抖、动作缓慢
幻觉、幻视

易摔倒

④ **额颞叶痴呆**

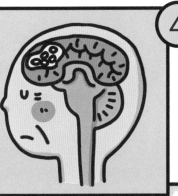

包含很多种类
"皮克病"占比较多

强迫症状，如连续进出屋
门、不停开关抽屉等

人格变化，如社交退缩、刻板
行为、饮食异常、情感淡漠等

路易体痴呆

路易体痴呆是一种由于脑神经细胞中蓄积了名为莱维小体的异常蛋白质而引发的疾病。该病的患病人数较少，次于阿尔茨海默病和血管性痴呆。

- 初期：会出现类似帕金森病的症状，如手足颤抖、动作缓慢；还可能出现幻觉、幻视，例如看到不存在的动物；可能出现尿失禁等。患者在清醒和病发时的变化差距显著。
- 后期：随着认知功能障碍的产生，很容易发生摔倒等事故。

该病是由于脑皮质的萎缩，或是掌管思考、情感、性格、理性的额叶，以及掌管记忆、语言、判断、听觉的颞叶的局限性改变而导致的，一般容易发生在50岁以上。

额颞叶痴呆

额颞叶痴呆有多种类型，其中"皮克病"最为常见。该病通常具有下列明显特征。

- 强迫症状：出现刻板行为，例如不停地开关抽屉、反复阅读同一本书、连续进出屋门等。
- 人格变化：可能出现少动、懒散、多冲动、易发怒、注意力涣散、情感漠然等症状，甚至可能做出偷窃等行为。

以上四种类型认知症约占所有认知症比例的90%。

在照护过程中，我们需要多学习，全面了解认知症的理论知识及实际案例，才能保持头脑冷静、心态沉着地根据不同认知症的发病原因及情况，选择合适的方法应对。

根据认知症患者的不同认知程度、病因及个体差异，其症状的表现形式、程度、进展速度也有所不同。主要分为两类，即核心症状和外围症状。

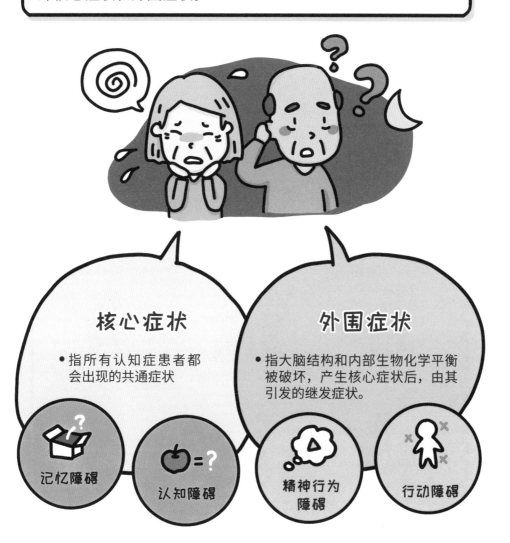

核心症状

• 指所有认知症患者都会出现的共通症状

记忆障碍

认知障碍

外围症状

• 指大脑结构和内部生物化学平衡被破坏，产生核心症状后，由其引发的继发症状。

精神行为障碍

行动障碍

核心症状

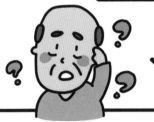

记忆障碍

可理解为"严重健忘"
表现为记忆力下降，严重时
甚至可能丧失大部分记忆

短期记忆障碍

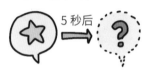

想不起、说不出
刚听说或刚做过的事

整体记忆障碍

忘记吃过饭、说过话
或忘记经历过的事等

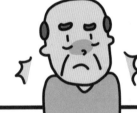

认知障碍

指以前能做的事情变得
不会做了

判断力障碍

夏天穿棉袄
冬天穿得少

定位障碍

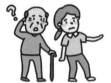

无法辨认日期、地点

执行功能障碍

无法综合判断情况
并采取适当行动

失语

表达不出想说的话
无法理解别人的话

失认

无法识别熟悉的物品
不知道锅是什么

失行

不能好好穿衣
不会使用遥控器

核心症状

核心症状是所有认知症患者的共通症状。主要包括"记忆障碍"和"认知障碍"两方面。

"记忆障碍"可理解为"严重健忘",表现为记忆力下降,严重时甚至可能丧失大部分记忆。记忆障碍的特点是患者经常会忘记发生的事情。

患者尽管短期记忆和整体记忆会受到严重影响,但其长期记忆(发病前的记忆)和程序记忆(用身体记住的记忆)通常能保持较长时间。

"认知障碍"是指以前能做的事情变得不会做了。此外,又可细分为以下几种情况。

- 判断力障碍:无法判断外部形势变化,如夏天穿棉袄,冬天穿得少。
- 定位障碍:无法辨认日期、地点等。
- 执行功能障碍:执行能力退化,无法综合判断情况并采取适当行动。如在做菜时无法规划好整个烹饪过程。
- 失语:难以表达自己的想法,也无法理解别人的话。
- 失认:无法识别熟悉的物品,如无法辨认锅是什么。
- 失行:无法完成熟悉的动作,如穿衣、使用遥控器等。

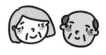

外围症状

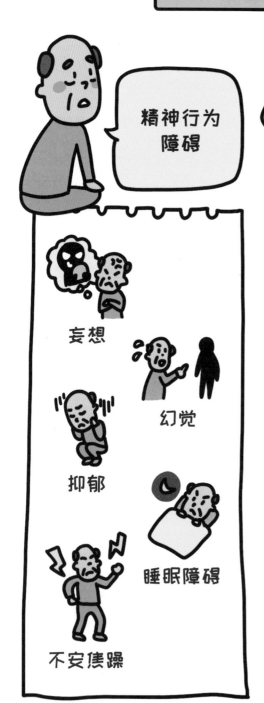

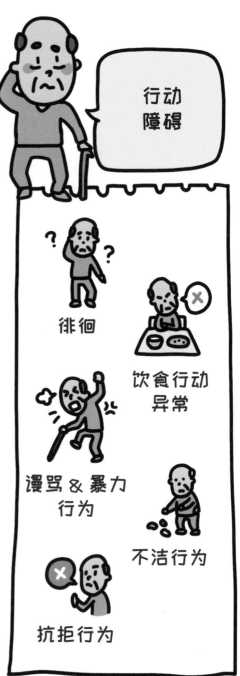

外围症状

外围症状，是指当老人的大脑结构和内部生物化学平衡被破坏，产生记忆障碍和认知障碍等核心症状后，在与外界的联系中由该核心症状引发的继发症状。外围症状可分为"精神行为障碍"和"行动障碍"。

"精神行为障碍"包括以下几种情况。

- 妄想：坚信实际上并不存在的事情，又可细分为被偷妄想、嫉妒妄想、被害妄想等。
- 幻觉：听到并不存在的人的声音、看见实际上并不存在的事物。
- 抑郁：情绪低落，不想做任何事。
- 睡眠障碍：昼夜颠倒，一到晚上就变得很精神。
- 不安焦躁：情绪焦躁，无法平静下来。

"行动障碍"包括以下几种情况。

- 徘徊：漫无目的地走来走去。
- 饮食行动异常：过量饮食、异食行为、拒食行为。
- 谩骂&暴力行为：说脏话、向别人扔东西、对他人使用暴力，如咬人等。
- 不洁行为：将脏内衣放在身边，捡拾收集垃圾，玩弄粪便等。
- 抗拒行为：讨厌洗澡、换衣服等。

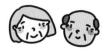

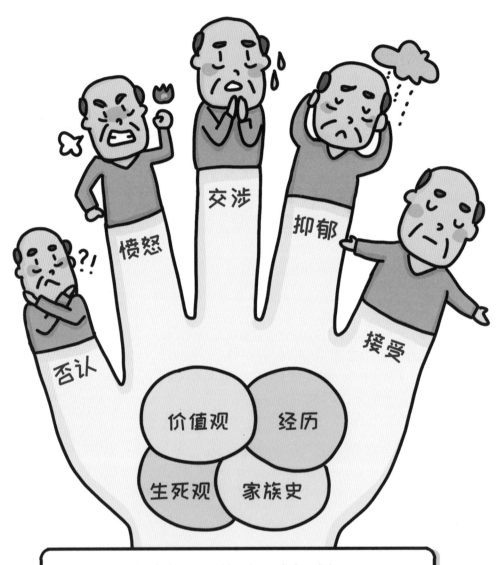

库伯勒—罗丝模型

1969 年，罗丝博士提出，人在面临哀伤和灾难时的过程分为五个心理阶段，即否认、愤怒、交涉、抑郁和接受[一]。每个阶段历经的时间或长或短，但最终人们都会接受现实，重新面对生活。

1. 否认："不会吧，不可能啊！"
"不是一直以来都好好的吗？"

在这一阶段，人会拒绝相信或承认已经发生的事实，试图说服自己生活和以前一样，没有改变。

2. 愤怒："为什么是我？这不公平！"
"我能怪谁啊？"

在经历"否认"阶段之后，人会变得悲愤和激动，并会通过很多方式抒发愤怒情绪，例如责怪他人，甚至对自己生气。

3. 交涉："求你了，再给我几年时间吧！"
"如果她能醒来，我什么都愿意做。"

这种协商也许是和自身，也或者是和自己的信仰。通常人们会希望通过奉献一些东西来改变已经发生的事实。

4. 抑郁："唉，为什么还要管这些事啊？反正我都要死了。"
"我不想活了，活着还有什么意义。"

这是五个阶段中最难过的关口。在这一阶段中，人会觉得疲倦、无精打采，也可能因为突然爆发的无力感而痛哭，感到生活不再有目标，感到愧疚，仿佛一切都是自己的错。人可能会觉得这是对自己的惩罚，即使是以往那些可以产生满足感的事物，也无法再令人感受到快乐和满足。甚至可能会产生轻生的念头。

5. 接受："好吧！既然我已经没法改变这件事了，就好好准备后事吧！"

这是悲痛的最后一个阶段，此时人意识到生活必须要继续下去，可以接受失去亲人的事实，而后开始为达到未来的目标而努力，需要一些时间才能做到这一点，但是最终会做到的。

一　参考出处：伊丽莎白·库伯勒-罗丝，《论死亡与临终》(1973)，劳特利奇出版
伊丽莎白·库伯勒-罗丝，《论悲伤与悲痛：通过失去的五个阶段寻找悲伤的意义》(2005)，西蒙 &
舒斯特出版

老年人自理能力指标和评分 ⊖

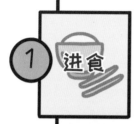

① 进食

4 分：独立使用器具将食物送进口中并咽下，没有呛咳

3 分：在他人指导或提示下完成，或独立使用辅具，没有呛咳

2 分：进食中需少量接触式协助，偶尔（每月≥1次）呛咳

1 分：在进食中需大量接触式协助，经常（每周≥1次）呛咳

0 分：完全依赖他人协助进食，或吞咽困难，或留置营养管

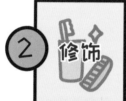

② 修饰

4 分：独立完成，不需要协助

3 分：在他人指导或提示下完成

2 分：需要他人协助，但以自身完成为主

1 分：主要依靠他人协助，自身能给予配合

0 分：完全依赖他人协助，且不能给予配合

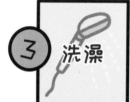

③ 洗澡

4 分：独立完成，不需要协助

3 分：在他人指导或提示下完成

2 分：需要他人协助，但以自身完成为主

1 分：主要依靠他人协助，自身能给予配合

0 分：完全依赖他人协助，且不能给予配合

④ 穿脱上衣

4 分：独立完成，不需要协助

3 分：在他人指导或提示下完成

2 分：需要他人协助，但以自身完成为主

1 分：主要依靠他人协助，自身能给予配合

0 分：完全依赖他人协助，且不能给予配合

⊖ 参考出处：《老年人能力评估规范》（GB/T 42195—2022）

⑤ 穿脱裤袜

4 分：独立完成，不需要协助
3 分：在他人指导或提示下完成
2 分：需要他人协助，但以自身完成为主
1 分：主要依靠他人协助，自身能给予配合
0 分：完全依赖他人协助，且不能给予配合

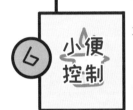

⑥ 小便控制

4 分：可自行控制排尿，排尿次数、排尿控制均正常
3 分：白天可自行控制排尿次数，夜间出现排尿次数增多、排尿控制较差，或自行使用尿布、尿垫等辅助用物
2 分：白天大部分时间可自行控制排尿，偶出现（每天 <1 次，但每周≥1 次）尿失禁，夜间控制排尿较差，或他人少量协助使用尿布、尿垫等辅助用物
1 分：白天大部分时间不能控制排尿（每天≥1 次，但尚非完全失控），夜间出现尿失禁，或他人大量协助使用尿布、尿垫等辅助用物
0 分：便失禁，完全不能控制排尿，或留置导尿管

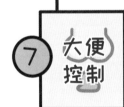

⑦ 大便控制

4 分：可正常自行控制大便排出
3 分：有时出现（每周≤1 次）便秘或大便失禁，或自行使用开塞露、尿垫等辅助用物
2 分：经常出现（每天 <1 次，但每周≥1 次）便秘或大便失禁，或他人少量协助使用开塞露、尿垫等辅助用物
1 分：大部分时间均出现（每天≥1 次）便秘或大便失禁，但尚非完全失控，或他人大量协助使用开塞露、尿垫等辅助用物
0 分：严重便秘或者完全大便失禁，需要依赖他人协助排便或清洁皮肤

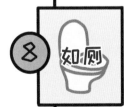

⑧ 如厕

4 分：独立完成，不需要协助
3 分：在他人指导或提示下完成
2 分：需要他人协助，但以自身完成为主
1 分：主要依靠他人协助，自身能给予配合
0 分：完全依赖他人协助，且不能给予配合

认识老年人虐待

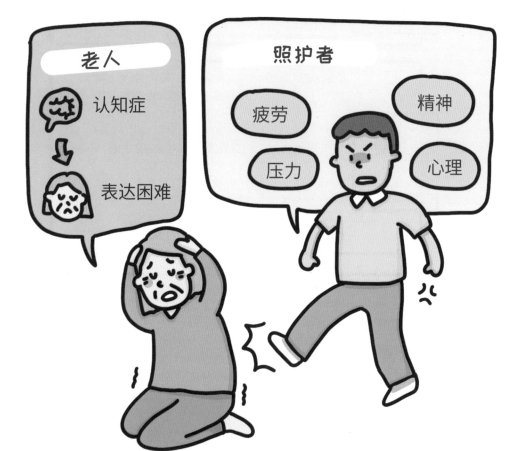

老人
- 认知症 → 表达困难

照护者
- 疲劳
- 压力
- 精神
- 心理

 人际关系

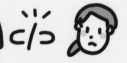

精神、经济方面
依存关系变化

 社会环境

近邻关系　　压力
淡漠　　　难以排解

虐待出现的原因

自主进行决定，被周围尊重，有尊严地活下去，是每个老人的愿望。

但实际生活中却存在着虐待老人的问题。虐待既有可能发生在机构照护者为老人提供服务的过程中，也有可能发生在家里。甚至有时会在不知不觉中，就产生了相关虐待行为。因此，了解为什么会出现虐待、什么类型的行为属于虐待、虐待的程度及其特征十分重要。

1. 照护者
护理人员或家属由于护理的疲劳、压力等，会产生施虐行为。特别是对于需要长期护理的老人，一定要留意是否存在这种情况。

此外，当照护者本身存在精神、心理等疾病原因时，也会造成施虐行为。

2. 老人
认知症等疾病导致老人的言行混乱、难以表达自己的想法，进而引发虐待。

3. 人际关系
由于父母衰老，或得了认知症，家庭内部的经济、精神方面的依存关系发生了变化，也会导致家属施虐。

4. 社会环境
由于现代城市近邻关系相对冷漠，护理承担方有时会由于无法排解压力、感到孤立，进而出现一些虐待倾向。

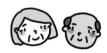

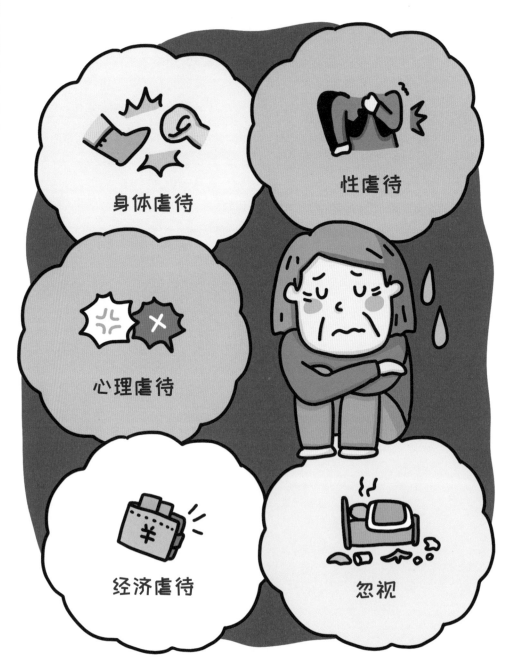

身体虐待

性虐待

心理虐待

经济虐待

忽视

虐待的类型

1. 身体虐待

指揍、踢、捏、打等对身体造成损伤的行为，或是身体束缚、监禁、强制吃饭等阻断或强制使老人与外界进行接触的行为。

2. 性虐待

指在未经本人同意的情况下，触碰或让其触碰性器官等类似的性行为。另外，将下半身裸露在外面放置不管的行为，也属于性虐待。

3. 心理虐待

指对老人进行明显辱骂、污蔑、强压态度、嫌弃、拒绝等行为，使其精神上、情绪上产生痛苦。

4. 经济虐待

指在未经本人的同意下，使用、处理老人的财产、通过财产获得利益，或是限制老人使用金钱的行为。

5. 忽视

指有意或无意地对老人进行置之不理或是放弃护理的行为。

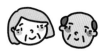

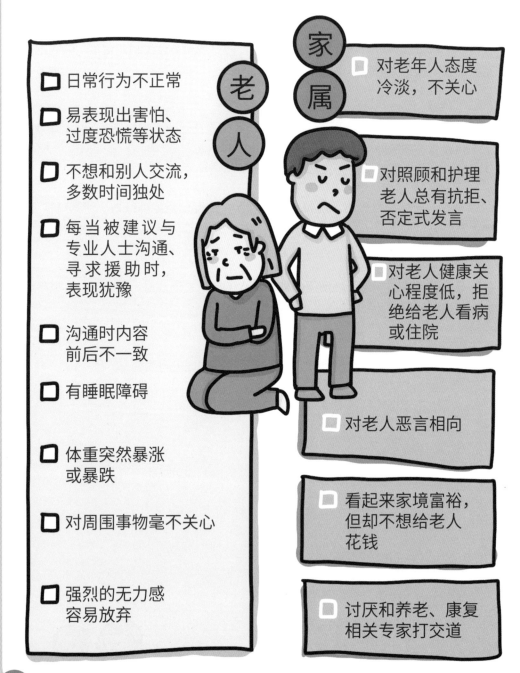

老人

- ☐ 日常行为不正常
- ☐ 易表现出害怕、过度恐慌等状态
- ☐ 不想和别人交流，多数时间独处
- ☐ 每当被建议与专业人士沟通、寻求援助时，表现犹豫
- ☐ 沟通时内容前后不一致
- ☐ 有睡眠障碍
- ☐ 体重突然暴涨或暴跌
- ☐ 对周围事物毫不关心
- ☐ 强烈的无力感容易放弃

家属

- ☐ 对老年人态度冷淡，不关心
- ☐ 对照顾和护理老人总有抗拒、否定式发言
- ☐ 对老人健康关心程度低，拒绝给老人看病或住院
- ☐ 对老人恶言相向
- ☐ 看起来家境富裕，但却不想给老人花钱
- ☐ 讨厌和养老、康复相关专家打交道

如何防止老人受虐待 [⊖]

1. 从预防发生到持续支持：确保受虐老人生活稳定

防止老人受虐待的目标是保护老年人免受虐待这一侵犯权利的行为，并在保持尊严的同时，支持他们过上稳定的生活。从预防高龄者虐待的发生，到帮助受虐老年人过上稳定生活的各个阶段，都需要建立一个以保护高龄者权利为理念的无缝支持体系。

2. 尊重老人自身的意愿

帮助老人能安心自由地表达意愿、尊重老人自身意愿，是非常重要的。

3. 防患于未然，早发现，早制止

在虐待问题中，最重要的是如何防止虐待发生。在问题恶化之前及时发现，例如听到的吼叫声、哭声、发现衣服脏污、老人很久没洗澡等情况，要及时联络相关人员。

4. 一起支持照护者

为了防止照护者对老人虐待，应对照护者进行咨询、指导和建议，并为减轻照护者的负担采取必要措施。

- 为老人购买相应保险，减轻照护者负担
- 关注高龄者和照护者之间的利益冲突
- 引导照护者联系支援机构

5. 通过相关机构的合作进行团队应对

虐待的发生，往往受到家里长时间的人际关系、照护疲劳、经济因素等多种因素的影响。在提供支持时，需要依赖各种制度和知识来支持老人和照护者的生活。

⊖ 参考出处：日本厚生劳动省《高龄者虐待防止的基本-面向高龄者虐待等防止基本的视点》社团法人；
　　日本社会福祉士会《市町村·地域包括支援中心·都道府县养护者高龄者虐待对应手册》，中央法规
　　出版。

家属如何防止压力过大

① 减少和老人的接触时间

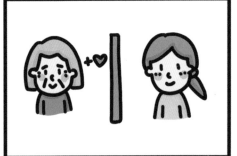

② 建立信赖关系

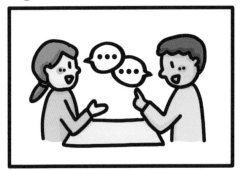

③ 减轻护理负担和压力

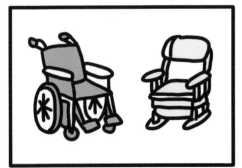

④ 了解认知症及其他精神疾病的知识

⑤ 保证自身生活安定

防止压力过大的方式

1. 减少和老人的接触时间

通过协调，让老人接受日托、喘息式服务。

喘息式服务指请专业人员去家中照料，或把老人接到养老机构照看，既让家属喘口气，也让老人康复得更好。

2. 建立信赖关系

虐待老人的家属，可能存在各种各样的背景和情况，因此不能单方面责备家属，也要倾听家属的想法，构建信赖关系，用真诚的态度进行沟通。在了解家属难处的情况下，一起思考、整理出问题，找出最好的解决方案。

但是需要注意的是，在和家属交流时也要尊重家属的想法，保守秘密。

3. 减轻护理负担和压力

很多虐待都是由于护理负担过重而产生的，为了减轻护理负担，可以给老人使用一些适合的福祉用具，也可以让施虐家属进行一些放松的活动等。

4. 了解认知症及其他精神疾病的知识

很多家属由于不了解认知症的基本症状及知识，所以很容易出现虐待行为。因此，我们需要去普及认知症方面的基本知识，并告诉他们这种情况的对应方法。

5. 保证自身生活安定

家属失业等经济压力也很可能会导致施虐行为。因此，可以通过就业活动，从而改善亲属关系。

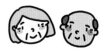

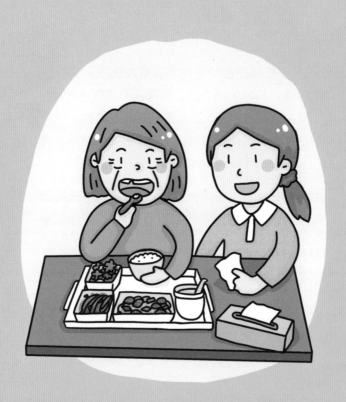

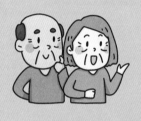

第二章
安全护航　轻松进食

食物的摄取过程

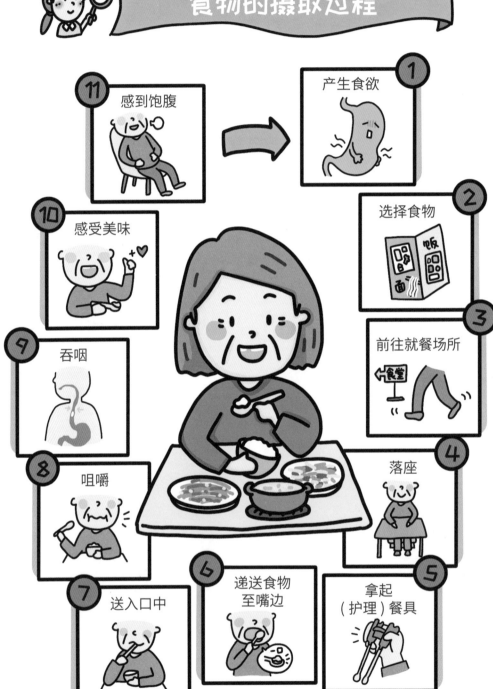

11 感到饱腹

1 产生食欲

10 感受美味

2 选择食物

9 吞咽

3 前往就餐场所

8 咀嚼

4 落座

7 送入口中

6 递送食物至嘴边

5 拿起（护理）餐具

食物的摄取过程

1. 产生食欲；

2. 选择想吃的食物；

3. 前往就餐场所；

4. 落座（保持坐立姿势）；

5. 拿起（护理）餐具；

6. 准备一口大小的食物，并将之递送至嘴边；

7. 将食物送入口中，并注意不要将食物从口中漏出；

8. 进行咀嚼；

9. 进行吞咽；

10. 感受食物的美味；

11. 在适量的进食后感到饱腹。

这一系列的动作、生理及判断，如果任一环节出现问题，都会使老人的自主就餐变得困难。

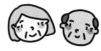

老人进食的五步骤及困难

① 认知期
判断吃什么、吃多少、如何吃

- 看到食物无反应
- 勺子放至嘴边却无法开口

② 口腔准备期(咀嚼期)
食物进入口内
咀嚼，和唾液混合形成食块

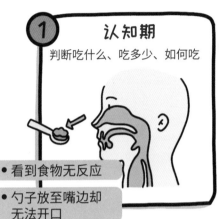

小食块

- 无法张口
- 无法咀嚼
- 漏食
- 食物无法变为食块

③ 口腔期
舌头将食块从嘴中送入喉咙

- 食物溢出
- 食块无法送入咽喉
- 尚未形成食块就送入咽喉
- 食物残留口中

④ 咽期
食块从喉咙进入食道

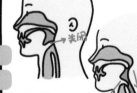

关闭

紧闭

- 无法吞咽
- 易噎住
- 食物从鼻腔溢出
- 吞咽时喉咙发出声音

⑤ 食管期
食块通过食道送入胃部

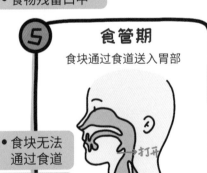

打开

- 食块无法通过食道
- 噎住
- 入胃食物反流

进食可能出现的问题

老人摄入食物的每个环节都有可能受到身体机能衰退、疾病或不良生活习惯的影响，导致不同的问题。理解这些步骤及其潜在的问题有助于更好地帮助老人改善营养摄入和避免健康风险。

1. 食物的选择与准备不当
- 食欲减退：老人的味觉和嗅觉有所衰退，可能不愿意选择有营养的食物。
- 偏食：部分老人可能偏爱某些食物，膳食单一，缺乏多样化的营养。
- 前期准备不当：如果食物切割不当或硬度不适合，可能导致吞咽困难，增加噎住的风险。
- 烹饪方式不当：油炸、过高温度烹饪等不健康的烹饪方式，会导致油脂摄入过多或产生有害物质。

2. 口腔及牙齿问题
- 牙齿问题：老人口腔健康问题，如牙齿缺失、牙龈疾病等，导致咀嚼困难，影响食物消化。
- 口腔干燥：唾液分泌不足，影响食物的咀嚼和吞咽过程。
- 咀嚼肌肉弱化：老人咀嚼肌肉的力量可能随年龄增长而减弱，存在咀嚼困难，进而影响进食量和营养摄入。

3. 吞咽问题
- 吞咽障碍：吞咽所需的喉部肌肉逐渐衰弱，老人无法清晰感觉到食物的存在，吞咽动作变得不协调，吞咽能力下降，导致咽部疼痛，食物残留在咽喉，甚至误吸入气管，引发呛咳或吸入性肺炎。
- 食道反流：部分老人患有胃食道反流疾病，吞咽后会出现食物反流、胸痛或胃酸倒流等症状，影响消化和健康。
- 认知症：认知症等问题也会导致进食时存在噎住或误吸风险。

4. 其他问题
- 用餐姿势不正确：老人如在不舒服或不合适的姿势下进食，会增加吞咽困难或消化不良的风险。
- 手部力量不足：手部力量减弱会导致老人拿不稳或无法使用餐具，进食不便。

误咽和吸入性肺炎

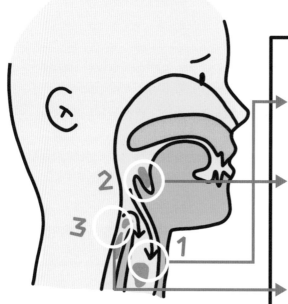

原因

1. 误咽食物
肺中细菌繁殖

2. 咽喉部有食物残留
导致细菌繁殖
细菌从气管进入肺部

3. 含有细菌的胃部
内容物逆流
通过气管进入肺部

症状

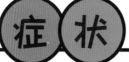

反复肺炎
（发烧）

脱水症状

吃饭耗时久

吃饭时及饭后
容易噎住

低营养

拒绝吃饭

声音有痰

一直咳嗽

误咽和吸入性肺炎的原因及疑似症状

误咽是进餐中必须注意的事项。

误咽是指本身应该通过食道进入胃部的食物，误入气管的情况。这是由于口腔到咽喉部分的构造中，食道和气管背部相邻的原因。

正常人吃饭时，食物在进入食道后，会由于吞咽反射而关闭气管入口处的喉头盖，因此不会发生危险。但老人随着年龄增大，身体功能退化，导致该反射退化，从而会导致食物误入气管情况的发生。

误咽性肺炎是由于细菌、食物和唾液、胃液一起流入肺部引起的肺炎。多发于身体功能低下的老人，其特征为容易反复，会有死亡危险。

误咽性肺炎的原因主要包括以下三点。

1. 误咽食物，肺中细菌繁殖。
2. 咽喉部有食物残留，导致细菌繁殖，细菌从气管进入肺部。
3. 含有细菌的胃部内容物逆流，通过气管进入肺部。

吸入性肺炎及疑似误咽的症状包括：反复肺炎（发烧）、产生脱水症状、低营养、拒绝吃饭、吃饭时需要耗费很长时间、声音听起来有痰、吃饭时及饭后总容易噎住及咳嗽较多、饭后声音出不来、一直咳嗽等。

如果出现以上症状，家属及机构一定要重视。

误咽不仅会出现在用口摄取食物的情况，经管营养时也会出现，因此需要特别注意。

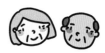

预防吸入性肺炎

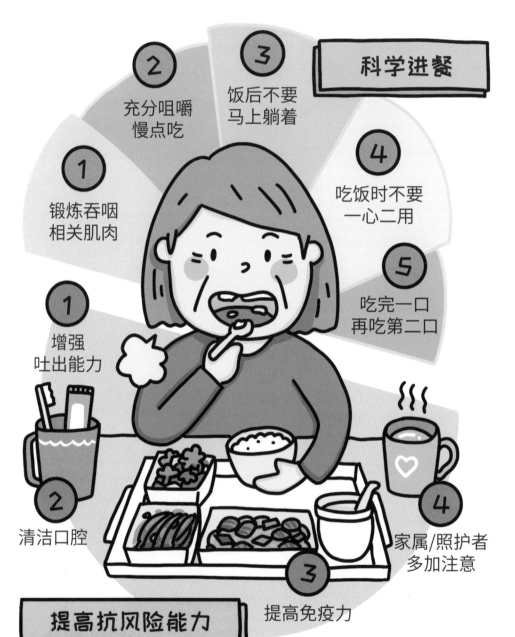

科学进餐

② 充分咀嚼 慢点吃

③ 饭后不要 马上躺着

① 锻炼吞咽 相关肌肉

④ 吃饭时不要 一心二用

⑤ 吃完一口 再吃第二口

① 增强 吐出能力

② 清洁口腔

③ 提高免疫力

④ 家属/照护者 多加注意

提高抗风险能力

如何预防吸入性肺炎

预防吸入性肺炎的五大对策包括:

1. 锻炼吞咽相关肌肉

在就餐前,可以张开、攥起手掌;转动手腕;脚踩地;敲肩膀,帮助全身肌肉及和吞咽相关的肌肉放松。

用舌头挤压脸颊内侧,也有助于锻炼。

2. 充分咀嚼,慢点吃

吃得太着急容易增加误咽风险,因此可以慢慢吃,保证每口咀嚼30次以上。家属或照护者饭后虽可能有想要快点收拾的心情,但也一定不要催促老人吃饭。

3. 饭后不要马上躺着

吃完饭后,如果坐着,要保持正确坐姿,饭后也要注意不要躺着,不然可能会引起胃部内容物逆流。

4. 吃饭时不要一心二用

吃饭时,如果一边看视频一边吃,会出现分心,进而容易导致误咽的情况。

5. 吃完一口再吃第二口

一定要把口中的食物完全咽下去后,再进行下一次食物摄取。在旁边进行帮助的人需要特别注意这一点。

此外还有其他对策,具体包括:

1. 增强吐出能力

万一误咽后,能够马上吐出来也非常重要。深呼吸、咳嗽、说话、唱歌等,日常生活中不经意的动作可以提高吐出能力。

2. 清洁口腔

为了尽可能减少口中的细菌,需要让口腔内保持清洁。牙与牙之间、牙与牙龈之间需要仔细刷洗。

3. 提高免疫力

为了提高免疫力,需要在规范的日常生活中摄取营养。特别是肉、鱼、大豆等蛋白质的摄取,有助于提高免疫力。

如果没有食欲,可以利用营养辅食。另外,保持"吃饭的能力"也是很重要的,比如用牙咬硬的食物,通过体操锻炼锻炼下巴等。

4. 家属及照护者在安排饮食和调理食物时也需多加注意

老人营养不良

① 主要症状

体能衰退
体重减轻

耳浮肿、褥疮等
皮肤异常

机会性感染
传染病

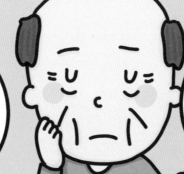

疾病恶化

② 对应方法

输液

摄取脂肪

均衡饮食

营养素

③ 预防方式

日常饮食均衡

多运动

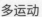
日常体重管理

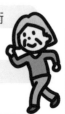

老人营养不良及预防对策

营养不良是指血液中的血清白蛋白浓度在35克/升以下的状态。

持续的营养不良会导致身体必要的营养素不足，体力及免疫力低下，进而导致日常生活活动低下。

营养不良的主要症状包括：

1. 肌肉及骨量减少、体重下降、运动机能下降、容易疲劳。
2. 蛋白质不同导致耳浮肿、褥疮等皮肤异常。
3. 免疫力低下导致出现机会性感染传染病。
4. 体力低下导致疾病恶化。

营养不良的对应方法包括：

1. 如果没有食欲，口腔或身体有痛感、想吐时，可以通过输液摄取更多的营养。
2. 如果患者没有肥胖倾向，可以考虑摄取适量脂肪。
3. 摄取食物要营养均衡，以补充营养元素、恢复体能。
4. 如果自己在家输液困难，可以考虑使用营养素等辅食。

营养不良的预防方式包括：

1. 日常饮食均衡。
2. 多进行运动。
3. 日常进行体重管理，在体重降低时要和医生沟通。

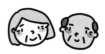

老人脱水

脱水指体内水分不足的状态。随着老人年龄增加，体内储藏水分变少，更难感受到口渴，更易脱水。另外，部分老人会因在意排泄麻烦等原因，而主动限制自己喝水。

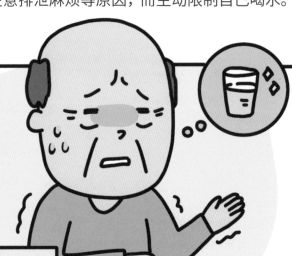

1 如何应对

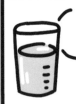

吃饭配水
一般1500毫升/日
轻症时及时补水

随时留意
是否误咽

头痛无力时
去医院输液

2 如何预防

随时注意
补水

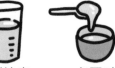

必要时
使用黏稠剂

水果&果冻

夏季
避免穿多

室内温度
管理
28℃

提供安心
排泄的环境

脱水预防及对策

脱水是指体内水分不足的状态。

由于老人年龄增加，体内储藏水分变少，喉咙也更难以感到口渴，因此也更容易脱水。另外，有些老人因为比较在意排泄麻烦等原因，也会主动限制自己喝水。

脱水会有生命危险，因此在吃饭时必须要配上水或茶。一般对于没有饮水限制的人，一天的饮水量最好控制在1500毫升。轻症时，需要补充水分进行观察。

脱水时，容易引起误咽障碍，因此需要观察老人状态，一边留意是否发生误咽，一边进行补水。如果补水不够充分，或头痛、感到无力时，可以前往医疗机构输液以补充水分。

脱水的预防对策包括：

1. 就餐时间以外，也要注意补充水分。
2. 当有吞咽障碍时，可以考虑使用黏稠剂，或吃水果、果冻。
3. 夏天避免穿衣过多。
4. 进行室内温度管理，调整至适合老人的温度。
5. 提供可以安心排泄的场所。

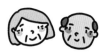

老年助餐

身体环境

- 是否身体不适，或食欲不振
- 坐姿是否合适
- 餐具是否合适

空间环境

- 是否清洁
- 是否令人安心
  （亮度、室温、音乐）
- 是否有特殊情况

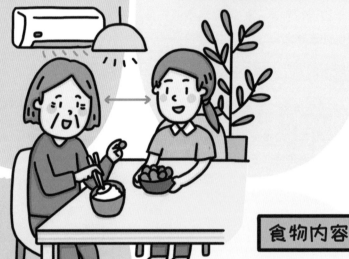

心理环境

- 是否创造了易于沟通的环境
  （朋友、家属）
- 是否存在影响老人食欲的事

食物内容

- 是否有符合时令和有色泽的食物、搭配漂亮的摆盘方式等
- 是否有不喜欢的食物
- 是否有不适合老人咀嚼的食物

调整就餐环境

　　就餐环境与老人的食欲息息相关，我们需要根据老人的需求进行调整，让老人能够安心、悠闲地就餐。

　　就餐环境主要分为四个方面，分别是身体环境、空间环境、心理环境、食物内容。

1. 身体环境

老人的身体是否感到不适或食欲不振。

照护者是否根据老人的身体情况，调整了合适的坐姿。

照护者是否按照老人身体情况准备了自助餐具。

2. 空间环境

就餐场所周围是否清洁，比如没有污物、垃圾等。

环境是否令人安心，比如就餐房间的亮度、室温、背景音乐等。

是否考虑到不同老人吃饭时的特殊情况，并进行调整，比如桌上放哪些调料等。

3. 心理环境

是否创造了一个易于沟通的环境氛围，比如是否能和关系好的朋友、家属进行沟通。

是否存在会影响老人食欲的不安或是令人担心的事情。

4. 食物内容

是否有符合时令和有色泽的食物搭配、漂亮的摆盘方式等。

是否有老人不喜欢吃的或不适合咀嚼的食物。

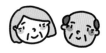

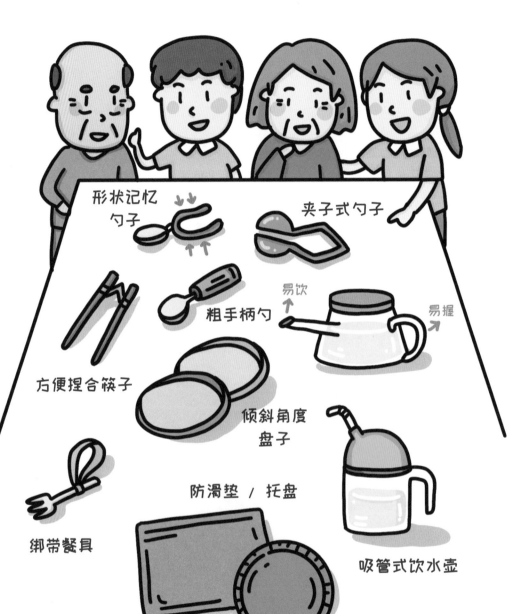

形状记忆勺子

夹子式勺子

方便捏合筷子

粗手柄勺

易饮

易握

倾斜角度盘子

绑带餐具

防滑垫 / 托盘

吸管式饮水壶

选择合适的就餐辅具

老年辅具中，也有专门针对就餐部分的辅具。有了辅具，可以帮助老人尽量不借助他人之手，按照自己的速度进行就餐。因此，就餐辅具对于老人独立就餐来说十分重要。

常见的就餐辅具包括（左图自上而下）：

1. 把手可以弯曲，有形状记忆的树脂勺子。
2. 有夹取功能的勺子。
3. 端部并为一处，方便老人夹取食物的筷子。
4. 手柄很粗、易抓取的餐具。
5. 有把手，容易拿取的水壶。
6. 单侧倾斜，容易聚拢食物的盘子。
7. 可以将把手固定在手上的餐具。
8. 防滑垫/防滑托盘。
9. 有吸管不容易洒的杯子。

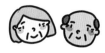

食物形态的选择

形成食块能力退化

变软

使用黏性食材

避免水分少的脆口食材

使用增稠剂

咀嚼能力退化

切为易食大小

烹饪变软

大块食物切几刀

易咀嚼食材

碾碎刀拍

1 2 3 4 5

吞咽反射功能下降

添加增稠剂

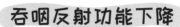

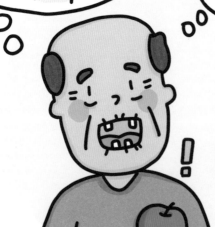

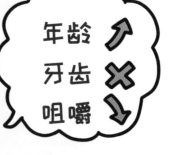

年龄 ↗

牙齿 ✕

咀嚼 ↘

适宜老人的食物形态

老人由于身体机能下降，牙齿有缺损，咀嚼能力下降，通常都会选择柔软、易于吞咽的食物。但柔软易食用的食物，大多糖分偏高，而且如果只提供不需要咀嚼的食物，会加速老人咀嚼能力的退化，产生不良后果。

因此，为老人提供食物应考虑以下几点情况：

1. 咀嚼能力退化

提供容易咀嚼的食材，通过烹饪把食物变软、切成容易咬碎的大小，在大块的食物上划几刀、碾碎、用刀拍一拍。

2. 把食物在口腔内加工成食块的能力退化

通过烹饪把食物变软，避免水分少的脆口食材，使用山药等有黏性的食材，或加增稠剂。

3. 吞咽反射功能低下

添加增稠剂。

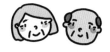

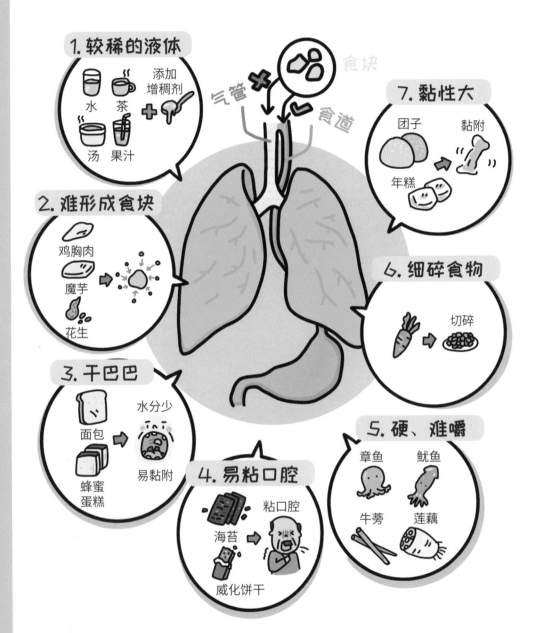

容易引起误咽的食物

1. 较稀的液体
水　茶　汤　果汁
添加增稠剂 ＋

食块

气管 ＋ 食道

7. 黏性大
团子　黏附
年糕

2. 难形成食块
鸡胸肉
魔芋
花生

6. 细碎食物
切碎

3. 干巴巴
水分少
面包
蜂蜜
蛋糕
易黏附

5. 硬、难嚼
章鱼　鱿鱼
牛蒡　莲藕

4. 易粘口腔
海苔　粘口腔
威化饼干

容易引起误咽的食物

误咽会导致间接性的吸入性肺炎。

容易下咽的食物，通常具备以下特性：易于在口腔中加工成食块、易于送入喉咙、易于吞咽等特性。而较酥脆的碎食，由于难以形成食块，通常很容易堵在喉部产生危险。

不适合有吞咽障碍的老人的食物具体包括：

1. 水、茶、汤、果汁等比较稀的液体（可添加增稠剂进行调整）。
2. 鸡胸肉、魔芋、花生等在口中会形成碎渣，难以形成食块。
3. 面包、蜂蜜蛋糕等水分少的食物，难以在口中形成食团，且容易粘在咽喉上。
4. 海苔脆、威化饼干，容易粘在口腔或咽喉内。
5. 章鱼、鱿鱼、牛蒡、莲藕等硬的东西，比较难以咀嚼。
6. 切碎的食物，由于比较难做成食团，所以很容易堵在喉部产生危险。
7. 年糕、团子等黏性比较强的食物，容易粘在喉黏膜上，难以送入喉咙。

一般可以将食物制成碎末状，或加增稠剂，制成泥状食物。如果泥状食物也很容易噎住或是难以下咽，则可以提供果冻状的食物。

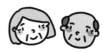

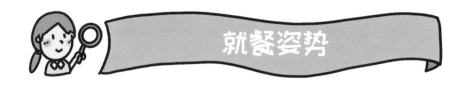

就餐姿势

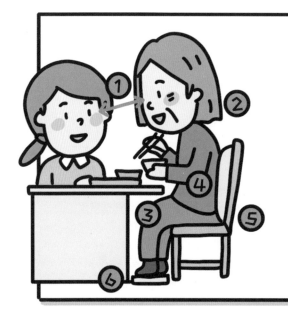

坐姿

1. 照护者与老人视线同高
2. 身体微向前倾，低头
3. 身体与桌子保持一拳
4. 手肘与桌子同高
5. 深坐于椅子上
6. 脚落实于地面或有支撑

卧姿

1. 根据情况垫枕头
2. 双方视线齐平
3. 膝下垫东西帮助稳定
4. 床抬起 90 度为佳
   介助时调整为 45~60 度
5. 坐于老人健侧

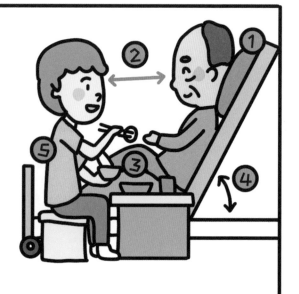

就餐姿势

老人通常在食堂、餐厅内坐着用餐。但部分老人因为体力不支等原因，无法长时间保持坐姿吃饭，所以可以选择在床上用餐。

1. 独自吃饭时的坐姿

手肘与桌子同高，脚落实于地面，深坐在椅子上，身体与桌子保持一拳距离，身体微微向前倾以方便吃、喝食物。

2. 有照护者在旁时的坐姿

照护者坐在老人健康的一侧，视线与老人同高进行喂食。

错误坐姿：照护者站着，让老人仰起头来吃饭（有误咽的危险）。

3. 床上吃饭时的卧姿

长坐位：把膝盖弯曲抬起，膝盖下面垫垫子支撑以进行姿势保持。照护者坐在老人健康的一侧，视线与老人的视线齐平。

半坐位：半身不遂时，可以把垫子垫在老人患侧，让健康的一侧呈半坐位（通常45~60度为佳）。

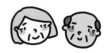

老人进食困难

1 认知期

- 不想吃东西
- 一次只能吃一点
- 食物塞得太多

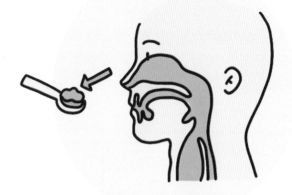

2 准备期

- 食物从嘴中掉出
- 流口水
- 食物一直留在口中
- 食物在嘴里散开
- 咀嚼需要很长时间

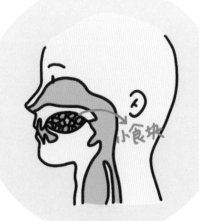

小食块

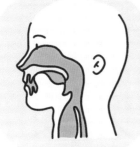

 口腔期 & 咽期

- 喝东西时要抬头
- 咽不下去，食物残留口中
- 食物从鼻子出来
- 吞咽困难
- 咽喉有存留音
- 经常呛咳
- 咽喉有残留感

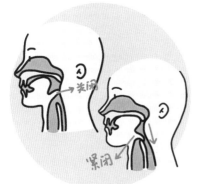

⑤ 食管期

- 容易呕吐
- 食物反流口中
- 口中有酸臭味
- 诉说胸部有堵塞感

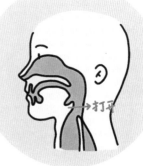

进食观察要点

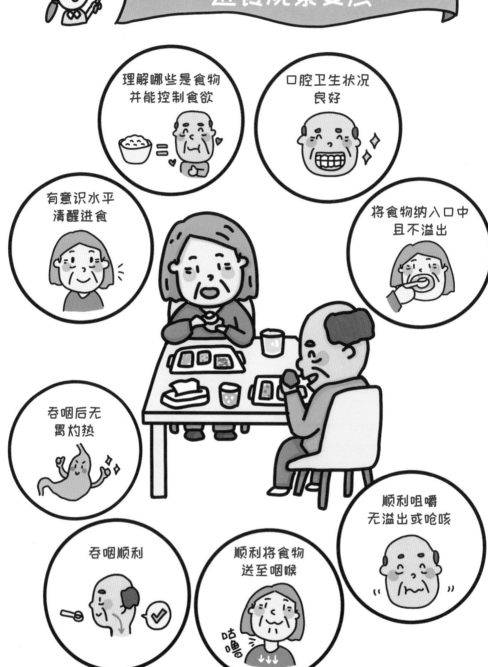

理解哪些是食物并能控制食欲

口腔卫生状况良好

有意识水平清醒进食

将食物纳入口中且不溢出

吞咽后无胃灼热

顺利咀嚼无溢出或呛咳

吞咽顺利

顺利将食物送至咽喉

咕噜

进食观察要点

1. 有意识水平，进餐时保持清醒

为了安全地进食，进餐时保持清醒十分重要。老人如果在进餐过程中打瞌睡，照护者强行帮助进食可能会导致老人窒息或误咽，十分危险。

2. 理解哪些是食物，并能控制食欲

身体需要为进食做好准备。为防止误食非食物，老人需要理解食物是什么。如果不断往嘴里塞食物，可能会引起窒息。

3. 口腔卫生状况良好

口腔卫生对健康非常重要，因为口腔内总是充满细菌。如果口腔不洁，老人在误咽时，食物和饮料会将细菌带入肺部，或能导致肺炎。此外，唾液少且口干时容易导致口腔不洁。即使不进食，口腔也是细菌的温床。

4. 能将食物纳入口中且不溢出

为将食物放入口中，需要张开嘴并迅速闭合。然而，仰头将食物放入口中可能会导致误咽或窒息。如果有食物残留在勺子上，可能是由于下颌不稳或上唇未触碰到勺子。

5. 能咀嚼食物且不会溢出或呛咳

老人如果下颌、嘴唇和舌头的运动不协调，食物会碎成碎片并掉落；如果咀嚼时呛咳，可能是食物进入咽喉的信号；如果几乎不咀嚼就吞咽，可能会导致窒息。咀嚼后的食物应与唾液混合，通过舌头的细微动作形成易于吞咽的团块。如果没有唾液或舌头运动不佳，食物会留在口中，导致细菌繁殖或误咽。

6. 顺利将食物送至咽喉（即使低头也能吞咽）

老人如果嘴巴一直张开，将食物送至咽喉会变得困难。如果舌头运动不佳，将食物送至咽喉也会变得困难，仰头送至咽喉时会增加误咽或窒息的风险。

7. 吞咽顺利，不呛咳

食物如果从鼻子出来，说明吞咽时鼻腔通道没有被堵塞，可能导致呛咳。吞咽前呛咳可能是舌头或下颌的问题，吞咽后呛咳可能是食物残留在咽喉。饭后咳嗽也可能是呛咳。

8. 吞咽后无胃灼热等症状

由于无法从外部看到咽喉中的食物残留，需要注意声音变化和呼吸音。需要注意是否有逆流。

进食观察评估表

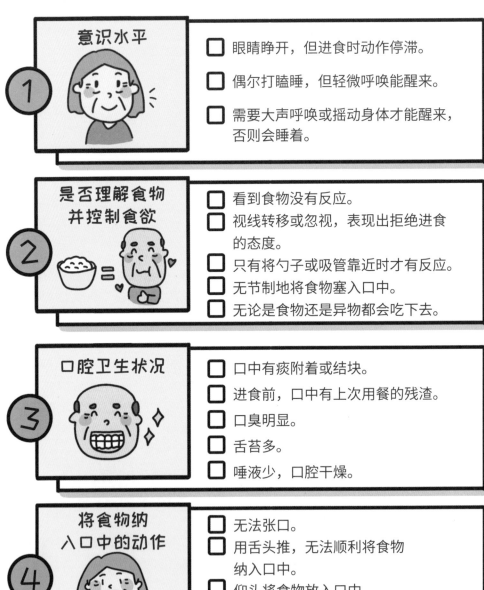

1 意识水平
- ☐ 眼睛睁开，但进食时动作停滞。
- ☐ 偶尔打瞌睡，但轻微呼唤能醒来。
- ☐ 需要大声呼唤或摇动身体才能醒来，否则会睡着。

2 是否理解食物并控制食欲
- ☐ 看到食物没有反应。
- ☐ 视线转移或忽视，表现出拒绝进食的态度。
- ☐ 只有将勺子或吸管靠近时才有反应。
- ☐ 无节制地将食物塞入口中。
- ☐ 无论是食物还是异物都会吃下去。

3 口腔卫生状况
- ☐ 口中有痰附着或结块。
- ☐ 进食前，口中有上次用餐的残渣。
- ☐ 口臭明显。
- ☐ 舌苔多。
- ☐ 唾液少，口腔干燥。

4 将食物纳入口中的动作
- ☐ 无法张口。
- ☐ 用舌头推，无法顺利将食物纳入口中。
- ☐ 仰头将食物放入口中。
- ☐ 食物留在勺子上。
- ☐ 一次送入口中的食物会从口中掉落。

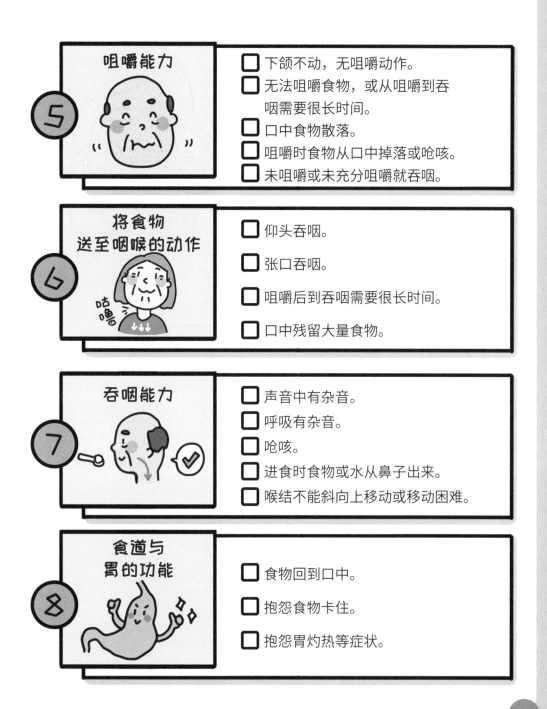

咀嚼能力 5

- [ ] 下颌不动，无咀嚼动作。
- [ ] 无法咀嚼食物，或从咀嚼到吞咽需要很长时间。
- [ ] 口中食物散落。
- [ ] 咀嚼时食物从口中掉落或呛咳。
- [ ] 未咀嚼或未充分咀嚼就吞咽。

将食物送至咽喉的动作 6

咕噜

- [ ] 仰头吞咽。
- [ ] 张口吞咽。
- [ ] 咀嚼后到吞咽需要很长时间。
- [ ] 口中残留大量食物。

吞咽能力 7

- [ ] 声音中有杂音。
- [ ] 呼吸有杂音。
- [ ] 呛咳。
- [ ] 进食时食物或水从鼻子出来。
- [ ] 喉结不能斜向上移动或移动困难。

食道与胃的功能 8

- [ ] 食物回到口中。
- [ ] 抱怨食物卡住。
- [ ] 抱怨胃灼热等症状。

认识口腔护理

口腔

- 定义：狭义是指消化系统的起始部
- 主要功能：咀嚼、吸吮、吞咽、言语、感觉、表情、摄取食物、参与呼吸等
- 意义：维持生命、保证生活质量

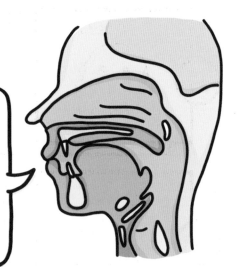

口腔护理

- 定义：为了预防口腔疾病，保持及促进身体健康，通过康复提高生活质量的科学技术
- 口腔内约含有超过 350 种，数量达数千亿的细菌
- 口腔温度一般在 37 摄氏度左右，唾液环境湿润，有食物残渣，具备所有细菌繁殖（温度、湿度、营养）的要素

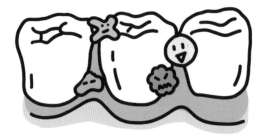

为了口腔正常发挥其功能，有必要进行口腔护理

什么是口腔护理？

口腔，狭义来讲是消化系统的起始部。

其主要功能包括：咀嚼、吸吮、吞咽、言语、感觉、表情、摄取食物、参与呼吸等。

对于维持生命、保证生活质量有着重要意义。

口腔护理是为了预防口腔疾病，保持及促进身体健康，通过康复提高生活质量的科学技术。

科学证明，口腔内约含有超过350种，数量达数千亿的细菌。由于口腔温度一般在37摄氏度左右，一直是唾液湿润的环境，又有食物残渣，可以说具备了所有细菌繁殖（温度、湿度、营养）的要素。

通过口腔护理保持口腔清洁，对保持健康的日常生活是不可或缺的。细致的口腔护理，有助于全身身体功能维持和提升。因此，护理人员和家属都应该掌握这些知识。

根据日本口腔护理学会的定义，口腔护理包括以下内容：

口腔护理是通过预防口腔疾病、保持和促进健康以及进行康复治疗，旨在提高生活质量的一门科学与技术。具体而言，口腔护理包括检查、口腔清洁、义齿的佩戴与维护、咀嚼、进食、吞咽的康复治疗、牙龈和面颊部按摩、进食辅助、口臭去除、口腔干燥的预防等。如上所述，口腔护理不仅仅是口腔清洁，它还涉及进食、保持健康等广泛的内容。

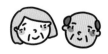

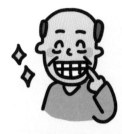

预防疾病

- 预防蛀齿、牙周病、口臭、口腔内干燥、舌苔、口腔溃疡、口腔内细菌感染等，促进预防全身感染、异物性肺炎

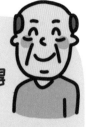

改善口腔障碍

- 减轻感染、尽快治愈溃疡。
- 维持合适湿润度的口腔环境和味觉

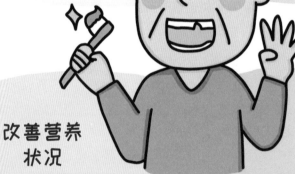

改善营养状况

- 促进血液循环和唾液分泌
- 增强食欲，摄取营养

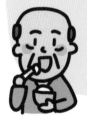

提升生活质量

- 发声更明亮，有助于维持人际关系
- 合适的义齿可以保持美丽的容颜，提高老人生活的欲望

口腔护理的意义

1. 预防疾病

口腔护理的最大效果和好处是预防蛀牙和牙周病。牙周病如果得不到治疗，会导致牙齿松动，从而使义齿无法适配，最严重时可能会导致牙齿丧失。

通过日常适当的口腔护理，可以减少口腔问题的发生。同时，通过预防蛀齿、牙周病、口臭、口腔内干燥、舌苔、口腔溃疡、口腔内细菌感染等，可以促进预防全身感染、异物性肺炎。

2. 改善口腔障碍

口腔护理可显著减少导致误吸性肺炎的细菌，即使发生误吸，重症的可能性也会降低。特别是对于老年人，睡眠时唾液往往无法避免地流入咽喉，这会导致误吸性肺炎，而这种情况只有通过口腔护理才能有效预防。除了误吸性肺炎，其他感染也可以通过口腔护理得到预防。

同时，口腔护理有助于维持合适湿润度的口腔环境，增加唾液分泌，改善味觉，进而提高食欲。对于喜欢吃东西的人而言，能够一直享受自己喜欢的食物对其精神上的支持是非常重要的。

3. 改善营养状况

口腔通过有效地切割和磨碎食物，并与唾液混合，是食物消化吸收的第一步。进行适当的口腔护理可以帮助口腔内的消化吸收功能正常运作，促进血液循环和唾液分泌，增强食欲，摄取营养。这样可以预防营养不良和脱水，促进体力恢复，改善整体健康状况。

4. 提升生活质量

改善口腔和舌头的运动，可以提高发音的清晰度，使交流和表达更加顺畅。此外，良好的口腔护理可以改善口腔环境，减少口臭等与人交流时的障碍，更有助于维持人际关系。

同时，合适的义齿还可以保持美丽的容颜，提高老人生活的欲望。

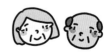

口腔护理的内容

1
口腔清扫

2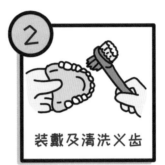
装戴及清洗义齿

3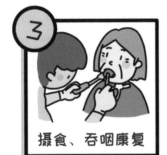
摄食、吞咽康复

4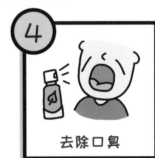
去除口臭

5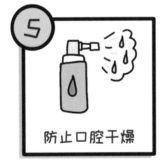
防止口腔干燥

6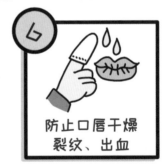
防止口唇干燥
裂纹、出血

7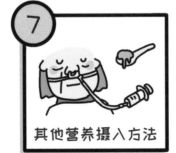
其他营养摄入方法

8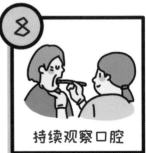
持续观察口腔

口腔护理的内容

1. 口腔清扫
含漱法、刷牙法、刷舌头、使用棉棒、纱布、牙线进行齿间清扫。

2. 装戴及清洗义齿
义齿的摘戴、义齿清洗。

3. 摄食、吞咽康复
摄食训练、吞咽训练、防止误咽误饮、面颊按摩、口腔周围肌肉及咀嚼肌按摩、舌头运动等。

4. 去除口臭

5. 防止口腔干燥

6. 防止口唇干燥、裂纹、出血

7. 其他营养摄入方法
糊状食、管饲等。

8. 持续观察口腔
比如蛀牙、义齿、牙龈炎等。

保持口腔清洁，对于防止细菌繁殖、预防全身感染和异物性肺炎，预防牙齿损伤，增强食欲，去除口臭，保持面容魅力，促进老人参加社交活动等，有重要作用。

口腔吞咽操

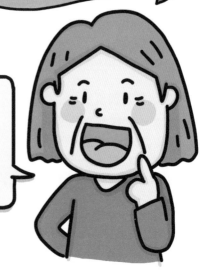

吞咽是指利用舌头、口周围、颈部等肌肉，将食物或饮料送入喉咙，并通过喉咙将食物进一步送入食道的连续动作。吞咽操是为了锻炼这些必要的肌肉而进行的体操。

1 姿势

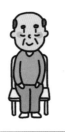

调整姿势
端正坐好
保持平衡

2 深呼吸

鼻子吸气
嘴巴呼气
延长呼气时间
做操前深呼吸
放松心情和紧张的肌肉

3 颈部操

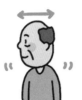
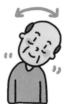
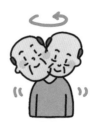

慢慢活动颈部肌肉，放松肌肉，为进食做准备

4 肩部操

吸气时耸肩
吐气时
放松肩膀

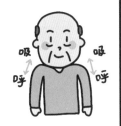
吸 呼 吸 呼

5 口腔操

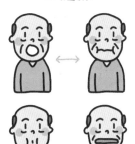

口腔周围肌肉的训练
夸张地活动口腔

6 面颊操

在口腔内
充满空气
面颊从内侧鼓起
有助于咀嚼
防止食物进入鼻腔

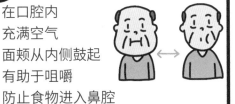

7 舌头操

舌头是进食和发音的重要部分
进行舌头运动
保持咀嚼和吞咽时的舌头动作

8 发音练习

发音
Pa Ta
Ka La

Pa Ta Ka La

9 清嗓

防止误吞时
的呛咳训练
不要过度练习
每轮练习 2~3 次

咳

PATAKALA 操

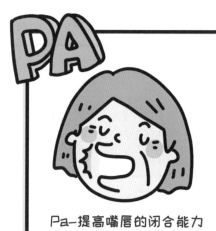

Pa-提高嘴唇的闭合能力

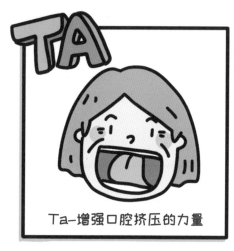

Ta-增强口腔挤压的力量

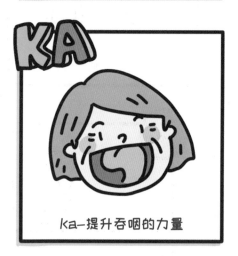

ka-提升吞咽的力量

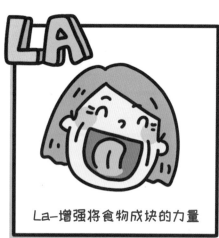

La-增强将食物成块的力量

- Pa: 紧闭嘴唇;
- Ta: 用舌头顶住上颚;
- Ka: 闭住喉咙后部;
- La: 卷起舌头,将舌尖放在上颚前牙的后面。

PATAKALA 操

PATAKALA 操具体是指：

Pa：提高嘴唇的闭合能力。

锻炼嘴唇闭合的肌肉，以防止食物从口腔中溢出。在进行"Pa（啪）"的发音练习时，要紧闭嘴唇。

Ta：增强口腔挤压的力量。

锻炼挤压和吞咽食物的肌肉，通过用舌头顶住上颚，发出"Ta（它）"的声音。

Ka：提升吞咽的力量。

锻炼喉咙后部的肌肉，以防止食物在吞咽时误入气管。发音时需要闭住喉咙后部并发出"Ka（喀）"的声音。

La：增强将食物成块的力量。

通过滚动舌头增强舌部肌肉的力量。发音时，需卷起舌头，将舌尖放在上颚前牙的后面，并发出"La（啦）"的声音。

PATAKALA 操的作用主要有以下几点：

1. 保持和改善咀嚼和吞咽能力。

2. 促进唾液分泌。

3. 发音更清晰。

4. 抗衰老作用。

5. 防止口腔干燥，恢复鼻腔呼吸而不是口腔呼吸。

6. 改善打鼾和磨牙现象。

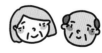

义齿的定义及作用

义齿是对上下颌牙部分
或全部牙齿缺失后制作的修复体的总称

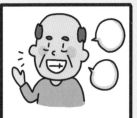

帮助恢复
丧失的口腔功能
提高生活质量

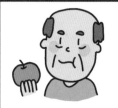

享用喜欢的食物
细细咀嚼
感受食物的乐趣
获得幸福感

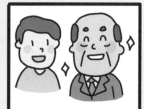

保持容貌美观
说话发音更清晰
便于与人交谈
有助于积极生活

义齿对促进生理健康
和恢复心理健康起着重要作用

生理方面

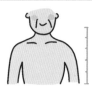

1. 保持头部、颌部骨骼及牙、牙周组织健康
2. 通过咀嚼行为刺激脑部
3. 促进唾液分泌，保持口腔内清洁
4. 防止咀嚼肌萎缩
5. 保持姿势良好
6. 有助于顺利进食

心理方面

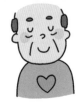

1. 保证、恢复老人的自尊心
2. 保证受到他人敬意
3. 促进沟通顺畅
4. 通过恢复容貌唤回自信

义齿的种类和摘戴原则

义齿的种类

活动义齿

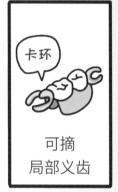

卡环

可摘
局部义齿

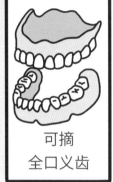

可摘
全口义齿

固定义齿

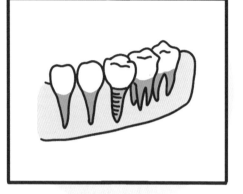

义齿的摘戴原则

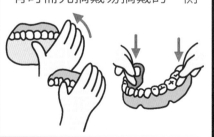

先戴上牙后戴下牙
先摘下牙后摘上牙
有时需先摘戴易摘戴的一侧

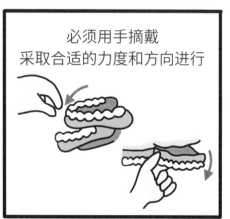

必须用手摘戴
采取合适的力度和方向进行

中国老年人平衡膳食宝塔

盐　<5 克
油　25~30 克

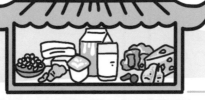

奶及奶制品　300~500 克
大豆及坚果类　25~35 克

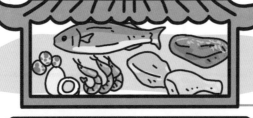

动物性食物　120~200 克
每周至少 2 次水产品
每天 1 个鸡蛋

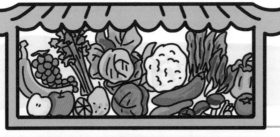

蔬果类　300~500 克
水果类　200~350 克

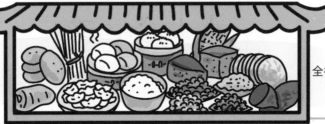

谷类　200~300 克
全谷物和杂豆　50~150 克

薯类　50~100 克

水　1500~1700 毫升

参考出处：中国居民膳食指南，中国老年人平衡膳食宝塔图示 2024 年解析

营养膳食的内容

膳食宝塔中的食物量是根据老年人的能量需要水平，按照1600~2400千卡/天设计。基于老年人的生理特点，食物的制作方式宜保证易消化、易吸收，尽量选择高营养素密度的食物。

宝塔的塔基为每人每日饮水量1500~1700毫升。自下而上分为五层，分别是：

第一层：谷薯类
- 谷类　200~300克
  ——全谷物和杂豆　50~150克
- 薯类　50~100克

第二层：蔬菜水果类
- 蔬果类　300~500克
- 水果类　200~350克

第三层：鱼禽蛋瘦肉类
- 动物性食物　120~200克
  ——每周至少2次水产品
  ——每天1个鸡蛋

第四层：奶类大豆坚果
- 奶及奶制品　300~500克
- 大豆及坚果类　25~35克

第五层：烹调用油和盐
- 盐　<5克
- 油　25~30克

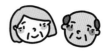

老年人饮食推荐

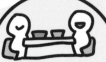

鼓励共同进餐
保持良好食欲
享受食物美味

积极户外运动
延缓肌肉衰减
保持适宜体重

积极户外运动
延缓肌肉衰减
保持适宜体重

食物品种丰富
动物性食物充足
常吃大豆制品

65~79

80+

食物多样
鼓励多种方式
进食

坚持健身
与益智活动
促进身心健康

食物质地细软
能量和营养素密
度高的食物

适时合理补充营养
提高生活质量

关注体重丢失
定期营养筛查
预防营养不良

鱼禽肉蛋奶和豆
适量蔬菜
配水果

四季饮食推荐

不同季节的饮食策略有助于调整身体状态、提升免疫力，维持良好的健康水平。通过合理的季节性饮食，老人能在一年四季中保持健康与活力。

1. 春季饮食策略

春季气温回升，体内新陈代谢逐渐加快，但由于季节转换，老人容易感到疲乏或免疫力下降，因此春季饮食的重点是增强体力和提高免疫力。

- 多食用新鲜蔬菜和水果，增强免疫力；
- 增加高纤维食物，促进肠道蠕动，改善便秘；
- 补充身体所需的优质蛋白质（瘦肉、鱼类、豆类、鸡蛋等）；
- 进食温补食物（红枣、桂圆、花生等）。

2. 夏季饮食策略

夏季天气炎热，老人容易因高温而食欲减退，体力消耗较大，因此需要注意补充水分、清淡饮食并避免食物过于油腻。

- 保持充足水分，避免脱水；
- 食用黄瓜、番茄等果蔬，既能补充水分，又能清热解暑；
- 尽量避免重油重盐的食物，选择蒸、煮、清炒等烹饪方式；
- 补充维生素和矿物质，以增加钾、钙、镁等矿物质。

3. 秋季饮食策略

秋季天气逐渐干燥，空气湿度下降，容易引起皮肤干燥、呼吸道不适以及肠胃问题。秋季饮食应注重滋阴润燥、增强免疫力。

- 食用滋阴润燥的食物（梨、苹果、蜂蜜、银耳、枸杞等）；
- 多吃富含维生素A、C的食物（胡萝卜、红薯、南瓜、柑橘等）；
- 适量食用坚果，补充人体所需的脂肪酸；
- 为增强胃肠功能，食用温和、易消化的食物，避免辛辣刺激的食物。

4. 冬季饮食策略

冬季气温寒冷，老人身体新陈代谢减缓，易感到寒冷、乏力。冬季饮食应注重保暖、增强免疫力和提供充足的能量。

- 增加蛋白质丰富的食物和温热的高能量食物；
- 饮食应以温热为主，帮助老年人御寒，可增加一些有助于暖胃的食物（姜、蒜、胡椒等）；
- 适量摄入富含维生素D的食物（鱼肝油、深海鱼类、蛋黄等）；
- 提高免疫力的食物，增加含锌、硒等矿物质丰富的食物（海产品、瘦肉、豆类、坚果等）。

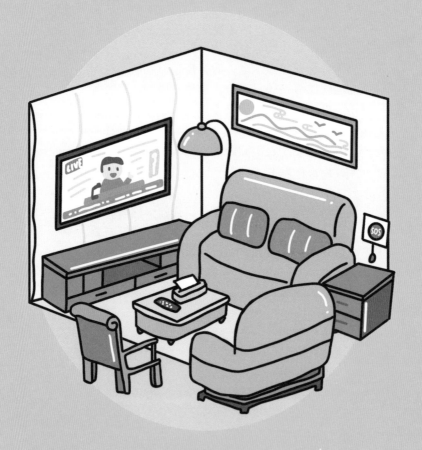

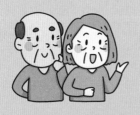

第三章
环境升级　舒适生活⊖

⊖ 本章参考出处:《上海市既有住宅适老化改造技术导则》

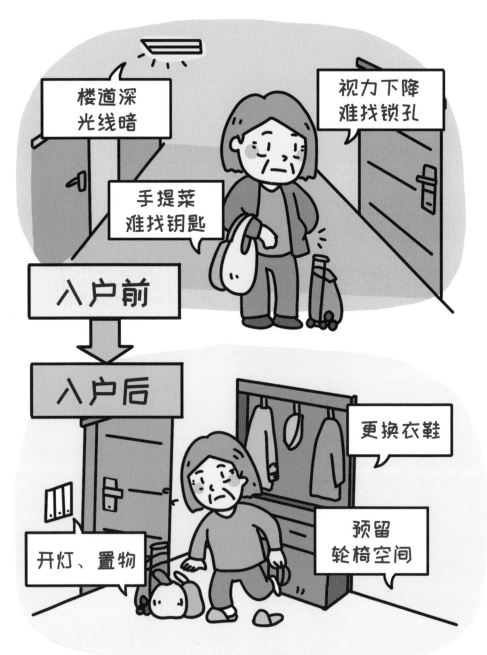

入户适老化不足的风险

老人到达入户门口准备取出钥匙开门，但手里还提着菜，这妨碍了老人找出钥匙。

入户门口位于公共通道的深处，采光不足，灯光也较为昏暗，再加上老人视力下降，很难找到锁孔。

入户后，老人需要在此空间更换外套、鞋子等，并取放随身物品、开关全屋灯光。

对于需要使用轮椅的老人，还需为轮椅存放提供空间。

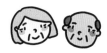

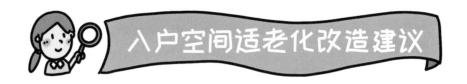

入户空间适老化改造建议

直线型

入户玄关具有独立通行空间，但通行宽度有限，无法兼作其他功能

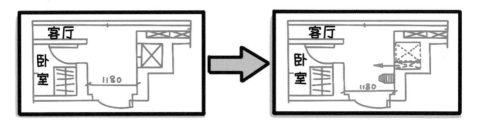

开敞型

入户玄关与客厅或餐厅结合设置
空间开敞，限制性小

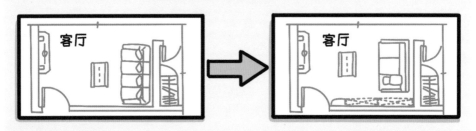

交通型

入户玄关是卧室、厨房、卫生间、餐厅或客厅的交通空间，玄关空间被交通占据

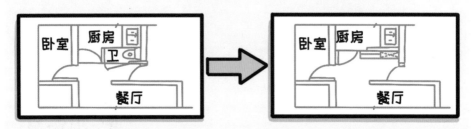

入户空间适老化改造建议

对入户空间进行适老化改造时，应根据现场情况考虑老人置物、开门以及入户后老年人坐姿换鞋、更衣、取放物品、开关全屋灯光等行为的安全性和便捷性。

1. 直线型

入户玄关具有独立通行空间，但通行宽度有限，无法兼作其他功能。

改造建议：

- 设置翻板换鞋凳，且不影响玄关通行宽度。
- 改造现有衣柜，设置外移式鞋柜方便老人就近换鞋。

2. 开敞型

入户玄关与客厅或餐厅结合设置，空间开敞，限制性小。

改造建议：

就近设置换鞋凳、鞋柜、置物台以及轮椅存放空间等。

3. 交通型

入户玄关是卧室、厨房、卫生间、餐厅或客厅的交通空间，玄关空间被交通占据。

改造建议：

该户型另有卫生洗漱空间，因此宜重新梳理功能，组织交通流线，将如厕与户内洗漱合并，移动隔墙位置放大玄关空间，以设置换鞋凳、鞋柜、置物台以及轮椅存放空间等。

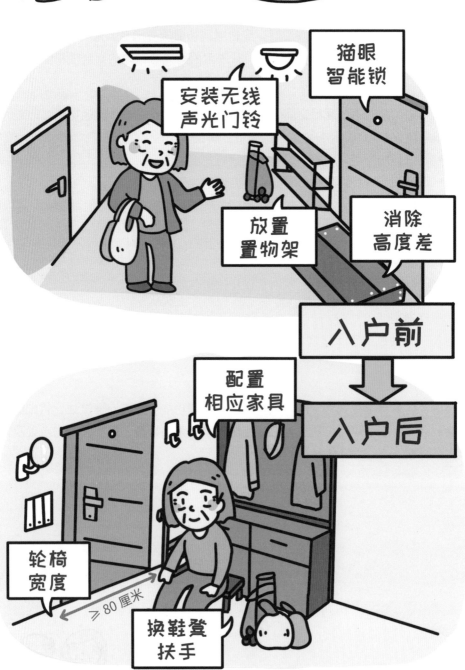

入户空间适老化改造参考

根据现场情况考虑老人置物、开门以及入户后老人坐姿换鞋、更衣、取放物品、开关全屋灯光等行为的安全性和便捷性。

1. 若套内空间与公共区域平台存在高差，宜根据现场状况设置高差条和缓坡等方式消除高差。
2. 入户门上宜设置猫眼，确保老人居家安全性。
3. 在不影响通行以及获得周边居民的同意下，入户门口宜设置置物架或挂钩。
4. 老人入户门锁宜采用智能锁等多种开锁方式的智能锁，方便老人开门。在入户门处可安装无线声光门铃，给听力或视力较弱的老人以声音和发光闪烁双重提示。
5. 老人居住的入户门口宜考虑个性化装饰，帮助老人识别自己的家，可选择老人自己制作的手工物品或者有纪念意义的照片等，装饰在入户门上或入户门旁的墙面上。
6. 对于自理老人，玄关的通行净宽不宜小于80厘米。对于乘坐轮椅的老人，宜有满足轮椅转向的空间。
7. 对于起身困难的老人，宜在换鞋凳旁增设竖向扶手，以协助老人起身，扶手安装应牢固。
8. 玄关处适老化改造宜根据老人的生活习惯配置相应的家具。
   - 宜考虑为老人提供换鞋凳，换鞋凳应方便老人入座与起身。
   - 若老人需要在玄关处更换外衣，宜在玄关处设置挂衣钩。
   - 在玄关处宜设置鞋柜兼置物台，台面高度宜距地85厘米，方便老人置物的同时可为老人提供撑扶的位置。鞋柜距地30厘米的高度空间内宜留空，方便老人看到和取放鞋子。

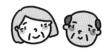

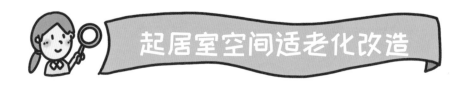

起居室空间适老化改造

起居室是老人居家生活的主要场所。老人会在起居室看电视、处理日常事务、会见亲朋好友。

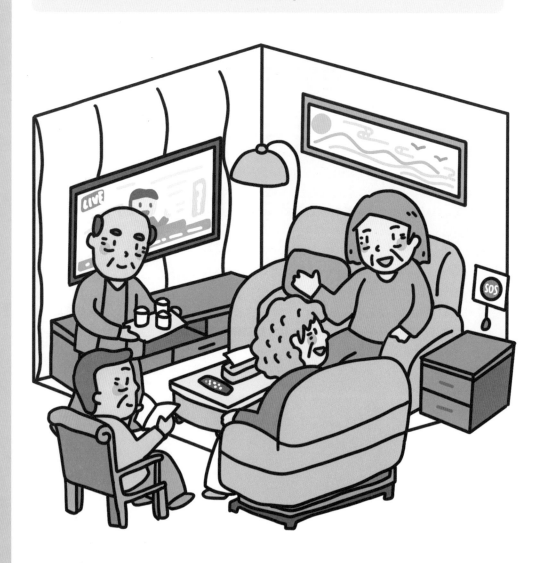

起居室适老化不足的风险

　　起居室是老人居家生活的主要场所。老人会在起居室看电视、处理日常事务、会见亲朋好友。在对起居室进行适老化改造设计时，宜考虑老人通行、活动、交谈、与其他人员团聚等行为的空间需求。

　　老人在起居室中的常见活动包括：

　　休息和睡眠；社交与家庭聚会；看电视或读书等娱乐；休闲活动或简单家务；进餐；放松和运动。

　　而当起居室的适老化不到位时可能会出现以下问题。

1. 行动不便导致的跌倒

　　老人体力下降、关节不灵活、视力和听力减退等问题，可能会造成在起居室内因家具布局不当或地面不平而摔倒。

2. 家具不符合人体工程学，造成不适

　　沙发、椅子、床等家具如果设计不符合老人的需求（如高度不合适、硬度不适中），可能导致坐姿不舒适、脊椎问题加重或肌肉拉伤。

3. 光线不足或照明不当

　　老人的视力逐渐下降，光线不足或者灯光过于刺眼，都可能增加跌倒或造成视力疲劳的风险。

4. 通风不良

　　起居室如果通风不良，可能导致空气污浊、湿气过重，容易引发呼吸道问题、皮肤病或过敏症状。

5. 环境温度控制不当

　　冬季寒冷或夏季炎热的环境温度变化可能对老年人健康造成影响，特别是由于新陈代谢慢，老年人容易受寒或中暑。

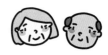

起居室适老化改造建议

无厅型

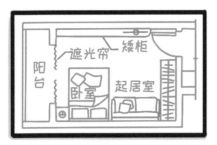

起居室没有独立的空间
而是从卧室空间中
分离出一部分空间
用作生活起居之处

独立型(有采光)

起居室空间相对独立，采光良好
但有时会与其他功能的区域交叉

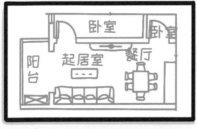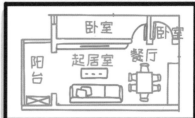

独立型(无采光)

起居室空间相对独立，但没有独立对
外采光窗口，采光不佳，通风效果差

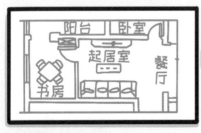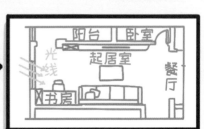

起居室适老化改造建议

1. 无厅型

起居室没有独立的空间，而是从卧室空间中分离出一部分空间用作生活起居之处。

改造建议：

- 根据卧室的大小，加设小沙发兼起居室作用；
- 卧室与阳台间采用遮光帘分隔，白天可打开窗帘，引入自然采光。

2. 独立型 (有采光)

起居室空间相对独立，采光良好，但有时会与其他功能的区域交叉。

改造建议：

可结合建筑结构的安全要求及相邻空间的使用需求，调整相邻空间出入口的位置，形成较为完整的起居空间。

3. 独立型 (无采光)

起居室空间相对独立，但没有独立对外的采光窗口，采光不佳，通风效果差。

改造建议：

宜根据建筑结构的安全要求，整合相邻空间功能，拆除隔墙，将空间打通，将自然采光和通风引入到整个空间中。

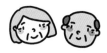

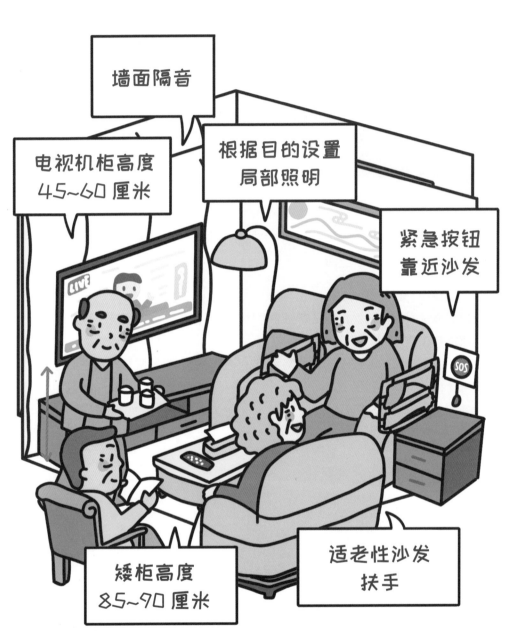

墙面隔音

电视机柜高度
45~60 厘米

根据目的设置
局部照明

紧急按钮
靠近沙发

矮柜高度
85~90 厘米

适老性沙发
扶手

起居室适老化改造参考

1. 电视机柜高度宜为45~60厘米，与老人坐姿视线高度相平或略高，防止老人长时间低头看电视造成颈部酸痛。

2. 电视机柜旁宜设置矮柜，矮柜高度宜为85~90厘米高，方便老人搁置物品及临时撑扶。

3. 起居室电视机周围的墙面宜做隔声处理，避免老人将电视机音量调大时对其他房间造成干扰。

4. 起居室中老年人使用的沙发宜选用适老性沙发，或在沙发上设置助起扶手或采用电动助起沙发。

5. 起居室宜设置应急求助按钮，位置可靠近沙发。

6. 起居室照明宜根据老人看电视、做家务、看书、聚会等不同情况设置局部照明。

餐厅空间适老化改造

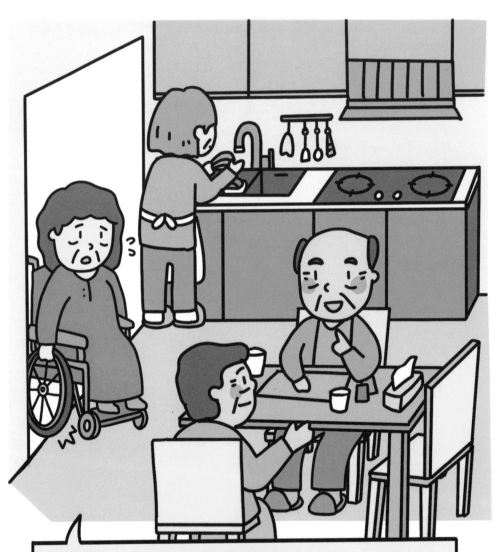

餐厅是老人日常生活中使用频率较高的地方。
除了就餐外，老人也在此进行一些家务、娱乐活动，例如择菜、
打牌等。对餐厅进行适老化改造设计时，宜考虑老人就餐、活动、
交谈等行为。

餐厅适老化不足的风险

餐厅是老人日常生活中使用频率较高的地方。除了就餐外，老人也在此进行一些家务、娱乐活动，例如择菜、打牌等。对餐厅进行适老化改造设计时，宜考虑老人就餐、活动、交谈等行为。

而当餐厅的适老化不到位时可能会出现以下问题。

1. 座椅高度不合适

老人的关节和肌肉可能不如年轻时灵活，座椅高度不合适或椅背支撑力度不够，会导致起身困难、坐姿不舒适，长时间用餐可能引发背部、腰部疼痛，甚至摔倒。

2. 餐桌高度不适

餐桌过高或过低都可能让老人吃饭时感到不舒适，长时间维持不良坐姿可能导致脊椎问题或增加吃饭时的劳累感。

3. 地面不平或滑动

餐厅内地面不平或者材料过于光滑，老人在进出餐厅时容易摔倒，特别是老人如果腿脚不灵活时，摔倒的风险更高。

4. 照明不足或不适当

老人的视力可能逐渐退化，如果餐厅照明不足，可能导致就餐时看不清食物或餐具，增加误食或操作困难的风险。

5. 用餐环境过于嘈杂

餐厅内过于嘈杂的环境会影响老人的进餐体验，尤其是听力有所下降的老人，可能会无法听清别人讲话或交流。

餐厅适老化改造建议

阻碍通道型

这类餐厅一般整体户型面积小，餐厅占据在通道上，造成拥堵和行走不便

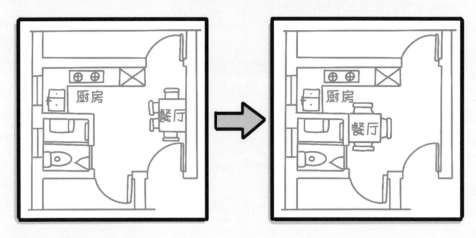

独立型

餐厅具有独立的区域，邻近厨房空间大小合适，但冰箱等后购置物品常放置在餐厅中，影响餐厅的畅通性

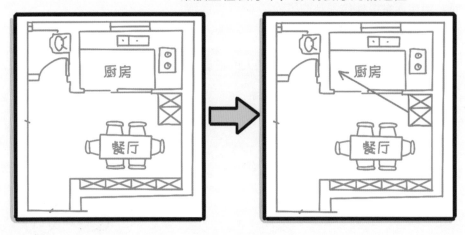

餐厅适老化改造建议

1. 阻碍通道型

这类餐厅一般整体户型面积小，餐厅占据在通道上，造成拥堵和行走不便。

改造建议：

在充分尊重老人生活习惯的基础上，重新梳理功能关系，组织流线，留出足够的交通宽度，确保交通的通畅性。若有需要，可调整隔墙位置，合理布置餐厅位置。

2. 独立型

餐厅具有独立的区域，邻近厨房，空间大小合适。但冰箱等后购置物品常放置在餐厅中，影响餐厅的畅通性。

改造建议：

宜整体考虑，若厨房面积和开间充足，可将冰箱移入厨房内部，方便老年人做饭时就近取材。

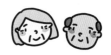

餐厅适老化改造参考

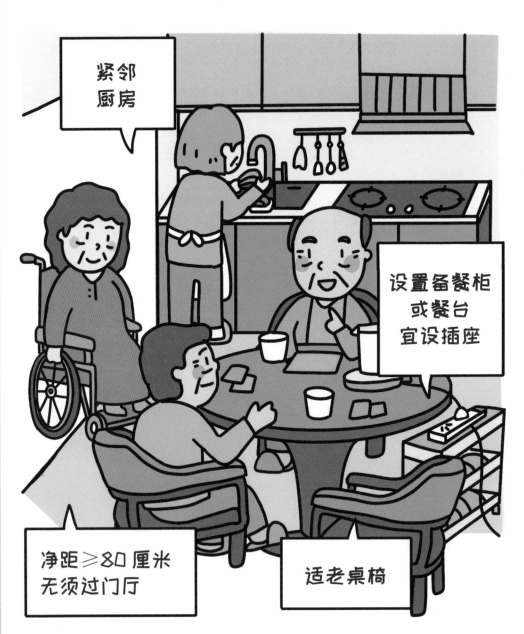

紧邻厨房

设置备餐柜或餐台宜设插座

净距≥80厘米无须过门厅

适老桌椅

餐厅适老化改造参考

1. 餐厅宜紧邻厨房，缩短老人往返厨房与餐厅的距离，避免老人手持餐具行走过长距离。
2. 餐厅到厨房的动作路线不宜穿越门厅等其他空间，以免与他人相撞或被地上的鞋绊倒。
3. 餐桌周边的通行净距不宜少于80厘米。
4. 餐厅宜采用适老性餐桌、餐椅。
5. 餐桌旁宜布置备餐柜或备餐台，用于放置电热水壶等常用物品。餐边柜上方宜设插座。

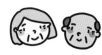

厨房空间适老化改造

厨房是老人准备餐食的地方，是居家生活的重要空间。老人准备餐食时，先从冰箱取出菜品，在台面上择菜，在水盆中洗菜，紧接着是切菜，在准备好所有菜品之后再用燃气灶炒菜。

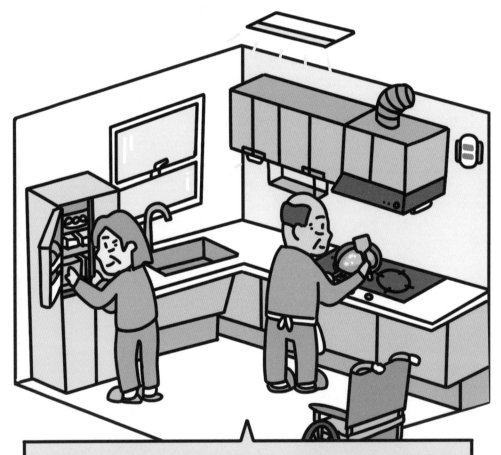

对厨房进行适老化改造设计时，在空间布局上应考虑老人取物、清洗、操作、烹调、通行和储藏等行为的空间需求。

厨房适老化不足的风险

在厨房布局中应充分考虑老人准备餐食时的流程，尽量减少路线的交叉和重复。另外，厨房也需要用来储藏锅碗碟筷等各种物品的空间。对厨房进行适老化改造设计时，在空间布局上应考虑老人取物、清洗、操作、烹调、通行和储藏等行为的空间需求。

当厨房的适老化不到位时可能会出现以下问题。

1. 烹饪操作困难或危险

老人关节僵硬、肌肉力量弱或灵活性差，可能难以切割一些食材或使用一些厨具，甚至会因动作不便而造成烫伤、割伤等。

2. 厨房空间狭小或布局不合理

厨房空间过于狭窄或布局不合理，可能导致老人操作不便，无法顺利移动，特别是行动不便或使用助行器的老人容易碰撞到物品或跌倒。

3. 高处存储取物困难

老人身高较矮、行动不便时，难以取下高处的东西，容易跌倒或拉伤。

4. 烹饪时的温度和火源问题

老人可能因手脚不灵活而无法及时调整火力，容易造成油溅，增加火灾和烫伤的风险。

5. 厨房照明不足或不均匀

老人的视力通常会有所下降，厨房如果没有足够的照明，老人可能无法清楚地看到食材和餐具，容易出现操作错误。

6. 水槽和操作台高度不适

不合适的水槽和操作台高度会导致老人在清洗食物或清洁厨房时不得不弯腰或站立过久，容易引起腰背疼痛或腿部疲劳。

7. 厨房地面滑倒问题

过于光滑的地面可能会导致老人摔倒，尤其是在使用水槽或烹饪时。

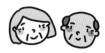

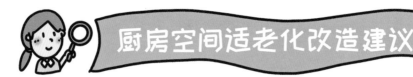

厨房空间适老化改造建议

单列式

适用于面宽狭窄，只有通向阳台的门
只能单面布置操作台的狭长形厨房

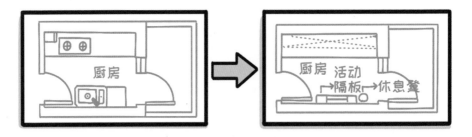

L 型式

适用于厨房开间 180~200 厘米之间的厨房
开间不足以形成 U 型布局，操作台面较多
老人操作时移动距离较少

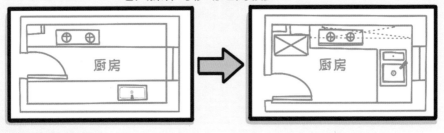

U 型式

适用于平面接近方形或开间较大的厨房
操作面长，操作台连续，储藏空间充足

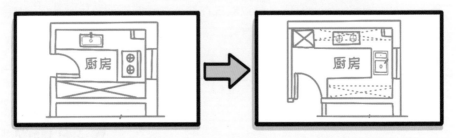

厨房适老化改造建议

1. 单列式

适用于面宽狭窄，只有通向阳台的门，只能单面布置操作台的狭长形厨房。

改造建议：

（1）根据开间布置成单列式布局，将水池移至炉灶同侧；

（2）做整体式橱柜，增加储物空间；

（3）在不影响通行的情况下，在灶台对侧增加活动折叠隔板和休息凳，老年人可以坐着择菜、小憩、摆放临时物品等。

2. L型式

适用于厨房开间180~200厘米之间的厨房，开间不足以形成U型布局，操作台面较多，老人操作时移动距离较少。

改造建议：

（1）根据老人生理特点，重新定做整体橱柜，低柜高度设为75厘米，方便老人使用；

（2）操作台面改为L型连续台面，同时将冰箱放入厨房，便于老人取放物品。

3. U型式

适用于平面接近方形或开间较大的厨房，操作面长，操作台连续，储藏空间充足。

改造建议：

（1）改动隔墙，加大厨房面积，将冰箱放入厨房，缩短取放物品流线；

（2）改成U型操作台面，增加操作空间，增加吊柜，以扩大储物空间；

（3）设置推拉窗，方便直接向餐厅传菜。

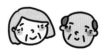

厨房适老化改造参考

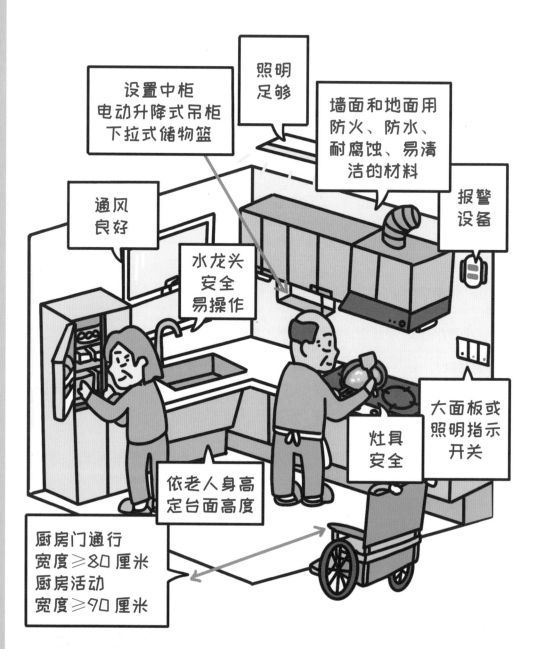

设置中柜
电动升降式吊柜
下拉式储物篮

照明
足够

墙面和地面用
防火、防水、
耐腐蚀、易清
洁的材料

报警
设备

通风
良好

水龙头
安全
易操作

大面板或
照明指示
开关

灶具
安全

依老人身高
定台面高度

厨房门通行
宽度≥80厘米
厨房活动
宽度≥90厘米

厨房适老化改造参考

1. 厨房两侧操作台之间的通行及活动宽度不宜小于90厘米，对于使用轮椅的老年人，宜满足轮椅转向的需求，可借用入口空间与操作台下方空间完成轮椅转向。

2. 厨房门的通行宽度不宜小于80厘米，对于使用轮椅的老人，可不设厨房门，方便轮椅进出。

3. 厨房操作台宜采用方便使用的高度，宜根据老人个人身高来决定台面高度。一般来说，操作台的高度宜为80~85厘米。对于使用轮椅的老人，水池和炉灶下部宜预留合适的空档，以便轮椅能进出，空档高度不宜小于65厘米，深度不宜小于30厘米。
   厨房操作台面设置挡水条，阻挡水流至地面，降低老人跌倒风险。

4. 厨房吊柜宜设置中柜，方便老人取放常用物品，并根据老人个人身高决定中柜高度。
   一般来说，中柜距地高度宜为120~160厘米，中柜深度宜缩进，防止老人碰头，宜为20~25厘米深。

5. 厨房吊柜可采用带电动升降置物架的吊柜、下拉式储物篮等，安装在上橱柜中，便于老人取放常用物品，且采用开放式或透明柜格，物品一目了然，避免老人遗忘。

6. 厨房水龙头宜采用手柄式等操作方便且能安全调节水温的水龙头。

7. 厨房宜采用大面板的开关或带照明指示的开关。

8. 老人使用的灶具宜采用点火、火力调节方便的产品，炉灶宜有自动断火、防干烧等功能。老人独居时，根据实际情况，宜采用无明火的电炊灶具。

9. 厨房照明宜确保有足够的亮度以适应老人视力的下降，厨房整体亮度宜为150勒克斯，灶台和水池上方宜设置局部照明，照明亮度宜为700勒克斯，吊柜下方宜设置自动感应灯光照明。

10. 老人使用的厨房宜安装燃气、烟雾、积水等报警设备，发生意外能第一时间发出警报，并将报警信号接至户外或有人24小时值班的管理室，阻止意外事故加剧，保障老人生命安全。

11. 厨房墙面宜采用防火、防水、耐腐蚀、易清洁的墙面材料，地面宜采用防滑、耐磨、耐腐蚀、易清洁的地面材料，以避免老人由于地面油污或湿滑而摔伤。

12. 厨房应有良好的自然通风条件。

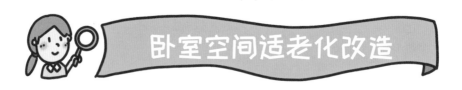

卧室空间适老化改造

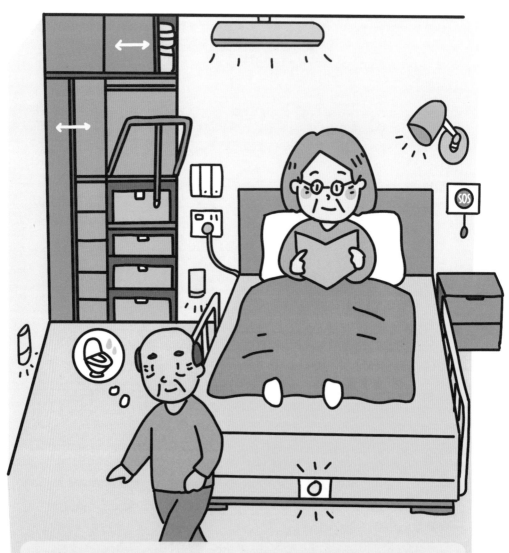

卧室是老人睡觉的地方。但是，老人在卧室往往还会进行许多其他活动，例如阅读报纸、看电视、上网等。老人卧室应注重安全性和舒适度，对老人卧室进行适老化改造设计时，应考虑老人睡眠、休闲、通行、储藏等行为的空间需求。

卧室适老化不足的风险

卧室是老人睡觉的地方。但是，老人在卧室往往还会进行许多其他的活动，例如阅读报纸、看电视、上网等。老人卧室应注重安全性和舒适度。

对老人卧室进行适老化改造设计时，应考虑老人睡眠、休闲、通行、储藏等行为的空间需求。

而当卧室的适老化不到位时可能会出现以下问题。

1. 床的高度不合适

床太高，老人可能无法轻松下床；床太低，老人起身时会感到困难，且易造成膝盖、腰背等部位的不适，甚至可能摔倒。

2. 床边缺乏支持设施

床边如果没有扶手或辅助工具，老人起身、下床或坐下时可能感到困难，尤其是腿脚不便或虚弱的老人，容易摔倒或受伤。

3. 照明不足或设计不合理

可能会影响老人的视力，使他们在夜间起床、走动时容易发生跌倒、碰撞等意外。夜间如没有夜灯或感应灯，老人可能会在黑暗中迷失方向。

4. 缺乏足够的储物空间

老人可能需要更多的时间和空间来整理衣物、床单、被褥等。如果衣柜太高或拉门不顺畅，老人可能很难取放衣物，导致不便甚至摔倒。

5. 床垫不适合老人

床垫过硬或过软都可能影响老人的睡眠质量，导致腰背痛、关节痛等问题，甚至可能引发长期的不适和疾病。

6. 地面不平滑或地毯不安全

卧室地面不平或过厚的地毯，容易让老人在走动时跌倒，特别是在夜间或穿着拖鞋时，容易被绊倒。

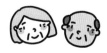

卧室适老化改造建议

单人居住

需要护理

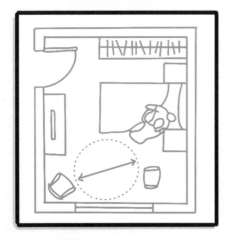

无须护理

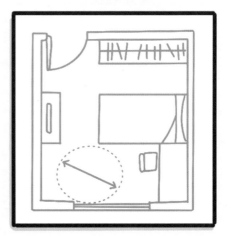

双人居住

合床

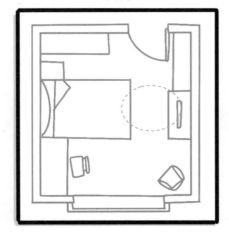

分床

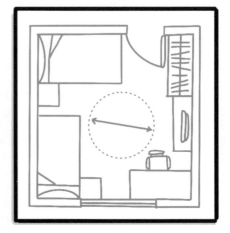

卧室适老化改造建议

1. 单人居住

（1）需要护理

改造建议：

宜配置护理床，床宜居中放置，两边留空，方便照护人员操作。

（2）无须护理

改造建议：

根据卧室空间大小，合理安排家具，床可居中放置，亦可靠墙放置，以留出足够的活动空间。

2. 双人居住

（1）合床

改造建议：

床宜居中放置，两边留空，方便两位老年人从两侧下床。

（2）分床

改造建议：

根据卧室空间大小，合理安排家具，两张单人床可居中并排放，亦可分别靠墙放置。

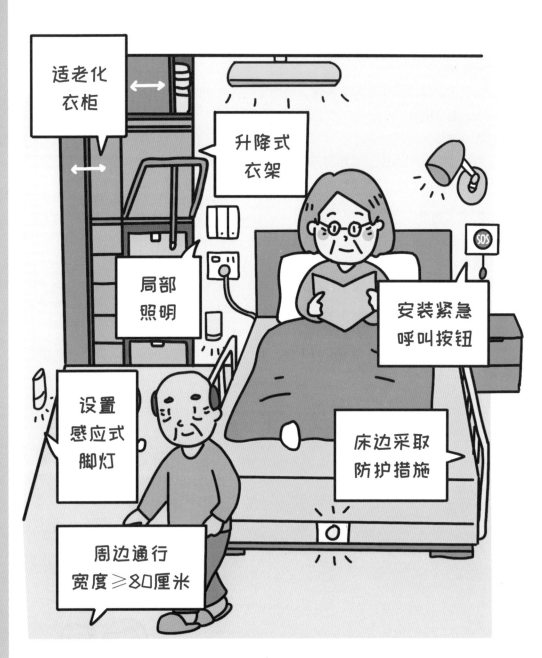

卧室适老化改造参考

1. 对于使用助行器或轮椅的老人，床周边通行宽度不宜小于80厘米。

2. 在不影响老人上下床的同时，宜在床边采取防护措施，以避免老人意外跌落，如设置床边护栏或使用护理床等。

   针对自理老人，床可靠墙设置，以降低意外跌落风险；针对需要护理的老人，可设置离床报警设备，以便于照护人员及时了解老人的情况。

3. 老人从卧室到卫生间的动线上宜设置感应式脚灯，保障老人夜间起夜的安全。对于电路改造不便的位置，可采用电池功能的脚灯，即贴即用。

4. 卧室宜设置床头紧急呼叫按钮，按钮距地面高度宜与床高度匹配，并宜采用按钮和拉绳结合的方式，拉绳末端距离地面不宜高于10厘米。

   有条件可增加体征检测等智能设备。

5. 卧室宜配置适老化衣柜，衣柜采用移动门，储物空间合理分区，内部设置抽屉、隔板和升降衣架，避免老人躬身或爬高取放衣物。柜内安装照明灯具，方便老人查找衣物。衣柜可增设下拉式拉杆挂，可下拉挂取衣服，避免老人攀高取物时摔倒。

6. 卧室照明宜根据老人床头阅读、起夜等不同行为模式下的用光需求设置局部照明。照明开关宜多点控制，其中一处靠近床头，便于老人卧姿操作。

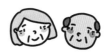

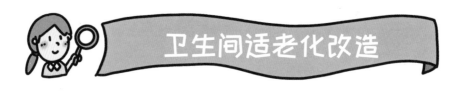

卫生间适老化改造

卫生间是老人居家养老不可或缺的功能空间，是老人日常洗漱、如厕和洗浴的地方
卫生间也是最容易发生危险事故的场所，卫生间的安全性和便捷性是适老化改造的重中之重

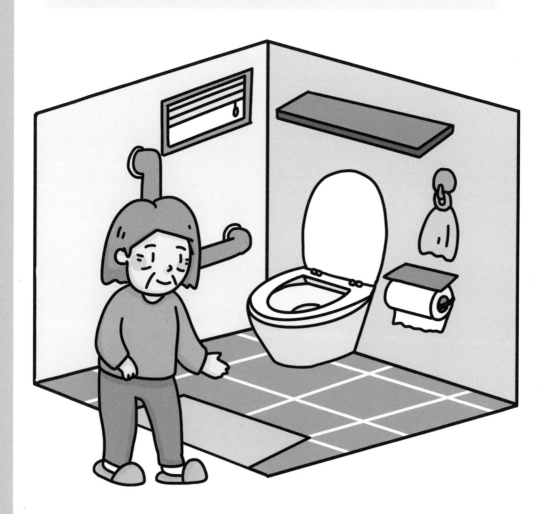

卫生间适老化不足的风险

卫生间的适老化改造，应考虑老人如厕、盥洗、沐浴、护理、通行等行为的空间需求。

1. 卫生间宜保持干湿分离。

2. 卫生间宜有自然采光通风，若无法直接开窗，宜加强照明和通风。

而当卫生间的适老化不到位时可能会出现以下问题。

1. 卫生间空间狭小，让人活动不便

特别是对于行动不便、使用助行器或轮椅的老人，狭小的空间会增加意外摔倒的风险。

2. 马桶高度不合适

过低的马桶需要弯腰更深，过高的马桶则可能不便于起身。

3. 淋浴区缺乏防滑设计

如果没有防滑地面或防滑垫，老人在洗澡时可能滑倒，造成严重伤害。

4. 缺乏扶手和支撑设施

如果卫生间内没有足够的扶手或支撑设施，老人可能会在起身、坐下、洗澡时失去平衡，导致摔倒。

5. 厕所地面光滑

厕所地面若过于光滑或潮湿，尤其是洗澡后，水渍可能积在地面，容易导致老人在行走时滑倒。

6. 厕所门口门槛过高

厕所门口如果有门槛或门框过高，老人进出时可能会被绊倒或受伤。

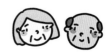

卫生间适老化改造整体建议

一件型

卫生间内仅设置坐便器

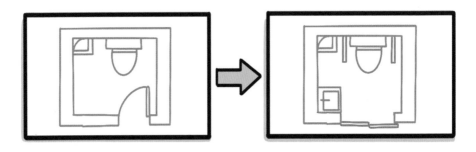

两件型

卫生间内设置有洗面池、坐便器

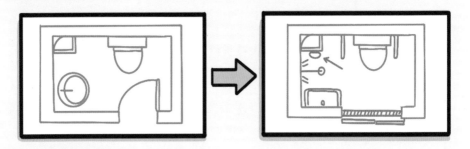

三件型

卫生间内洗面池、坐便器与淋浴集中设置

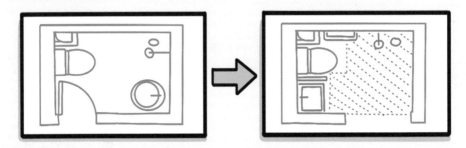

卫生间适老化改造建议

1. 一件型

卫生间内仅设置坐便器。

改造建议:

可采用小尺寸洗面池,以便老人如厕后使用。

2. 两件型

卫生间内设置有洗面池、坐便器。

改造建议:

(1) 可采用小尺寸洗面池,以节省空间,并增设淋浴与折叠式浴凳。

(2) 增设淋浴时,应合理组织地面排水,可设置排水沟篦子,以保证水流不会外溢。

3. 三件型

卫生间内洗面池、坐便器与淋浴集中设置。

改造建议:

宜预留通行净宽不小于90厘米的L型空间,以保证轮椅90度转向。

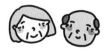

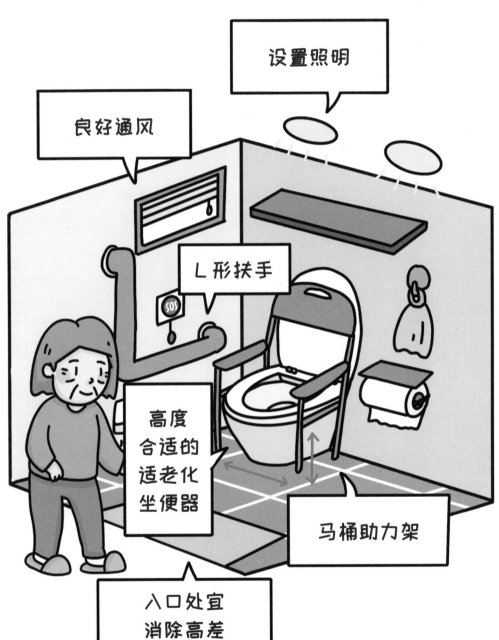

如厕区适老化改造参考

1. 卫生间内部及入口处宜消除高差。

   当高差无法消除时，建议可采用以下方式改造：

   对于2~3厘米的高差，可采用压条找坡或通过地面找坡的方式将高差整体消除在卫生间区域。

   对于大于3厘米的高差，宜在高差处设置颜色反差，在其正上方20~30厘米处设置局部照明。

2. 坐便区宜设适老化坐便器，对于自理老人，坐便器的高度不宜小于45厘米；对于坐轮椅老人，坐便器高度宜为45~50厘米。

3. 坐便器旁宜安装L形扶手，扶手的竖杆距离坐便器前端20~30厘米，横杆高出坐便器顶面20~25厘米，具体尺寸可根据老人的身体条件进行调节。

4. 如加扶手有困难，可以选择马桶助力架，为老人提供支撑；结合马桶增高垫，缩短老人起身距离；结合坐便器的位置，设置可向墙侧掀起的扶手。

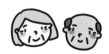

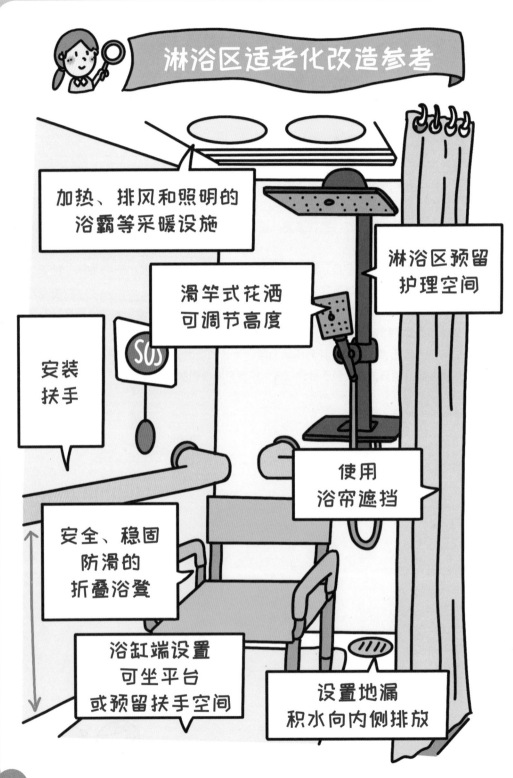

淋浴区适老化改造参考

1. 如有浴缸，建议在浴缸一端设置可坐平台，或在进出浴缸区域预留安装扶手的空间。

2. 淋浴区宜扩大空间，预留出他人护理洗浴的空间。

3. 为避免淋浴区出现高差，以方便照护人员帮助老人洗浴，淋浴间宜使用浴帘，不宜选择玻璃淋浴隔挡。

4. 淋浴区的地面排水尽量通过地面坡度排向淋浴区角落，并设置地漏，使洗浴时的积水向内侧排放。不宜采用突出地面的挡水条，建议在淋浴区外侧设置截水箅子，以防止积水外溢至相邻的其他区域，带来安全隐患。

5. 淋浴区内可放置安全、稳固、防滑的折叠浴凳。

6. 花洒高度宜设置成滑竿形式，使老人可以根据需要调节高度。

7. 淋浴区横向扶手的距地高度宜为65~70厘米，纵向扶手顶端距地高度宜大于140厘米。

8. 卫生间淋浴区宜设置带有加热、排风和照明功能的浴霸或其他新型采暖设施，在老人洗浴时和入浴前后加热室温，避免老人着凉，及时排走室内潮气，以免给老人带来憋闷感。

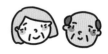

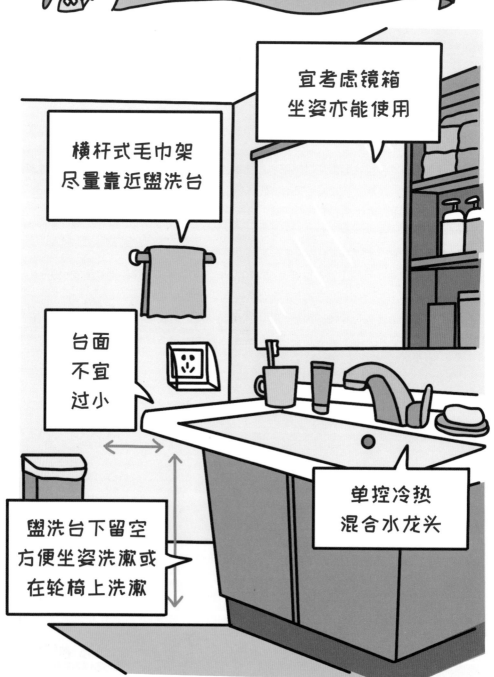

盥洗区适老化改造参考

盥洗区宜设置盥洗台和置物柜。

1. 盥洗台下方宜留空，方便坐姿洗漱或乘坐轮椅的老人使用，台下留空净高不宜小于65厘米，净深不宜小于35厘米。
2. 台面不宜过小，方便老人摆放、拿取物品。
3. 宜考虑镜箱，镜子下沿距离地面高度在80~95厘米为宜，以便于老人坐着看到镜子。
4. 水龙头尽量采用单控的冷热混合水龙头，使出水温度较为适宜。水龙头把手的形状宜替换为省力的杠杆式，或可拔出的水龙头，拔出后可以给老人洗发。
5. 毛巾架需尽量靠近盥洗台放置，方便老人洗手后就近擦手。毛巾杆宜采用较长的横杆式，便于毛巾的平铺晾晒。

卫生间整体适老化改造参考

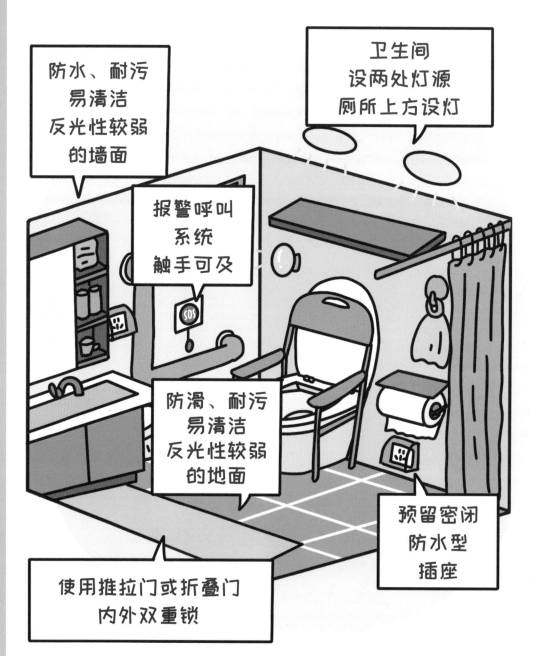

卫生间整体适老化改造参考

1. 卫生间的门宜设为上导轨推拉门或折叠门，且门净宽不宜小于80厘米。门锁应设计成内外双重锁，保证在发生紧急情况时能从外面开启。

2. 卫生间的灯具宜有两处灯源，防止因一个灯具突然损坏没有照明，老人在黑暗中跌倒。可在坐便器上方设灯，辅助老人检查排泄物是否正常。

3. 报警呼叫系统宜设置在坐便器侧边、洗浴区附近。

4. 需为智能马桶、吹风机、浴霸、电热水器、洗衣机等设备预留插座位置。插座开关采用防水密封型插座，以方便老人识别和按压操作。

5. 卫生间墙面宜采用防水、耐污、易清洁的材料，地面宜采用防滑、耐污、易清洁且反光性较弱的材料。

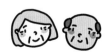

认识移动厕所

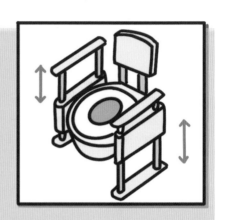

什么是移动厕所？

- "移动厕所" 指可以方便移动的
  简易厕所设备
- 适合人群：
  ①适合步履不稳、起夜频繁的人
  ②因移动困难而难以前往厕所的人
- 安装位置：卧室或床边

适用移动厕所的对象

下面任一情况，可在使用纸尿裤之前，优先选用移动厕所

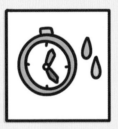
有尿意或便意
能判断排泄时机

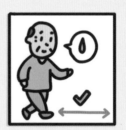
短距离内
能自己走动

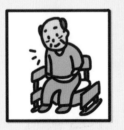
能自行
穿脱内衣裤

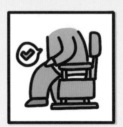
坐在马桶上
能保持稳定

移动厕所的优点

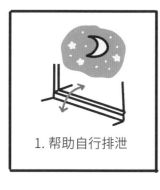
1. 帮助自行排泄

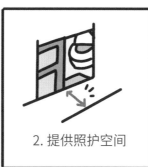
2. 提供照护空间

3. 避免摔倒风险
减轻照护负担

移动厕所的优点包括以下三点。

1. 帮助自行排泄

当房间到厕所之间有距离或台阶，导致老人行走困难而无法到达时，安装移动厕所能帮助使用者自行排泄。对于晚上由于黑暗而感到不安的人来说，在卧室安装移动厕所作为夜间使用的设备，可以带来安心感。

2. 提供照护空间

通往卫生间的走廊空间狭窄、卫生间空间不足等原因，会使上厕所时的照护工作变得困难。在卧室中安装移动厕所，并确保足够的照护空间，可以更轻松地提供照护服务。

3. 避免摔倒风险，减轻照护负担

上厕所会产生各种动作，如果夜间频繁去往卫生间，老人视力不好时会增加跌倒的风险。家属也无法充分休息，增加负担。移动厕所无须家属引导使用者到卫生间，可以减轻照护上厕所的负担。

考虑座位和
扶手的高度
及坐便器尺寸

确定
安装位置

注意
稳定性

有无靠背

部件是否
可拆卸和
调整

选择
合适的功能

移动厕所的选择要点

1. 确定安装位置
根据从床上移动到厕所上的便利性及他人协助的方便性确定，再根据所需功能，选择适合空间大小的移动厕所。

如需他人协助上厕所，还应考虑设置隔断等保护隐私的措施。

2. 考虑座位和扶手的高度，以及坐便器尺寸
根据使用者的身高和体型，确定座位、扶手的高度及座圈尺寸。如高度和坐便器尺寸不合适，排便时可能会坐姿不稳，从而感到不适。

3. 注意稳定性
轻便的移动厕所容易携带，但稳定性较低。腿脚较弱、难以保持稳定坐姿的使用者存在跌倒的风险。考虑到稳定性，最好选择有一定重量的型号。

如坐便器下方有充足的空间，起身时可将脚放在便器一侧从而保持稳定的姿势。

4. 有无靠背
排便时间较长时，靠背可以减轻一定的身体负担。避免长时间保持不适的姿势，有助于更轻松地排便。

5. 部件是否可拆卸和调整
可拆卸或折叠的扶手在使用时更易移位，也可减轻协助负担。

如果扶手有高度调整功能，可以根据身体状况的变化进行调整，十分方便。

6. 选择合适的功能
移动厕所具备各种功能，例如加热、除臭等，可挑选符合使用者身体状况和需求的功能。

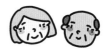

认识扶手

扶手是帮助以老人为主的、对护理有所需求的人士
能更安全、舒适地生活的必要辅助设施之一。

扶手的作用

1. 辅助行走

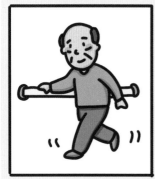

2. 辅助日常动作

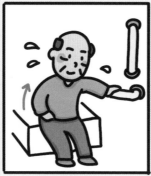

3. 预防跌倒、踏空

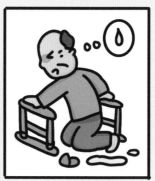

扶手的类型

1. 水平型

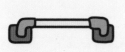

2. 纵向型（I 型）

3. L 型

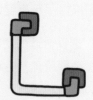

4. 台阶用扶手

5. 独立式扶手

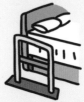

扶手的作用与类型

1. 扶手的作用

（1）辅助行走

- 随年龄增长，肌肉力量减退，或因疾病引起的麻痹、疼痛等因素，导致行走困难；
- 扶手有助于分散腿部和腰部的负担，保持平衡、为行走提供支持。

（2）辅助日常动作

- 老人腰腿无力，日常生活中的动作也会带来莫大负担，使用扶手支撑身体，有助于减轻身体负担，使动作顺利进行；
- 扶手能为起床、从马桶上站起、跨过浴缸等日常动作提供辅助。

（3）预防跌倒、踏空

- 老人运动功能和肌肉力量的衰退，更容易失去平衡，跌倒和跌落的风险较高；
- 反射神经衰退使老人难以重新调整姿势，更易在台阶上踏空，或在湿滑地面上滑倒；
- 老人一旦跌倒，可能会导致骨折等严重伤害和后遗症。安装扶手有助于降低跌倒风险，保护老人的安全。

2. 扶手的类型

（1）水平型

平行于地面或地板，通常安装于家中走廊、玄关和卫生间等地，有助于稳定姿势，维持平衡。

（2）纵向型（I型）

垂直于地面或地板、呈现字母"I"形状。通常安装在卫生间和玄关等地，用于支撑站立坐下及攀爬台阶等上下的动作。

（3）L型

结合水平型和纵向型，呈现字母"L"形状。通常安装在卫生间和浴室等地，有助于辅助站立和稳定姿势。

（4）台阶用扶手

用于辅助上下楼梯，预防跌倒、跌落。最好于左右两侧都安装符合楼梯倾斜度的扶手。单侧安装时，应将扶手安装于下楼时的主利手。

（5）独立式扶手

放置在地板上使用，可以根据需要移动，适用于无法在墙壁上安装扶手的场所。或可放置在床边、沙发旁等地，用以辅助站立。

如何选择扶手

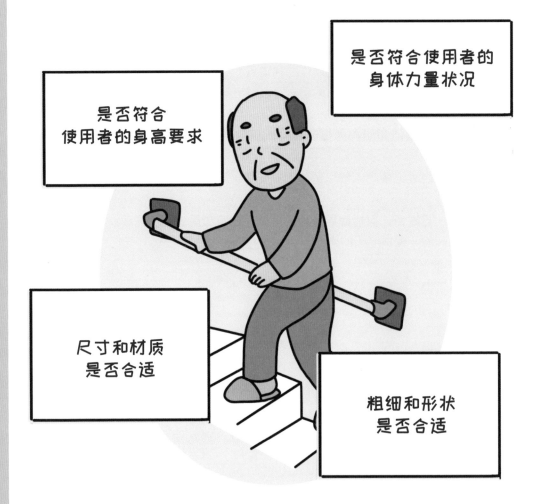

是否符合使用者的
身体力量状况

是否符合
使用者的身高要求

尺寸和材质
是否合适

粗细和形状
是否合适

扶手的选择要点

1. 是否符合使用者的身高要求
需要根据使用者的身高、身体状况调整扶手的高度。

可根据手腕位置等多种方式测量，通常用于辅助行走、站立或坐下时，从地面至扶手顶端的高度为75~85厘米。

不同用途所需的扶手高度也有所不同。

2. 是否符合使用者的身体力量状况
扶手类型、安装位置等均会受到使用者本身身体状况的影响。

需要观察老人的日常行动，确定在何处安装哪种类型的扶手更方便，例如：需扶住面前的桌子等家具才能站起的人，适合支撑型扶手；需通过扶手或座椅借力才能站起的人，适合独立式扶手。

3. 尺寸和材质是否合适
根据安装环境选择舒适、方便的材质(木制、金属等)，例如：不锈钢制品通常坚固耐用、不易生锈，因此多用于室外安装，但缺点是夏季过热、冬季过冷。如果考虑手感舒适，木质材料更为合适。

部分经过防水或防滑处理的产品，在浴室等潮湿环境中也能安心使用。同时，尺寸过大的扶手反而会撞到身体，妨碍辅助。因此要根据安装位置的空间大小，选择合适尺寸的扶手。

4. 粗细和形状是否合适
需考虑到手的大小和握力，选择握持舒适的粗细和形状。

一般公共场所设施的扶手直径为3~4厘米，这个尺寸相对较粗；在家使用时，稍细但能牢固握持的扶手更为适宜。一般认为，扶手直径应适中，以握持时指尖相碰为佳。如果握持扶手有困难，建议选择椭圆形扶手，可将手或肘部放置在扶手上并进行移动。

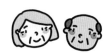

走道适老化设计

走道是连接各个功能房间的过渡空间
因此，走道是无障碍通行设计的重点
对走道进行适老化改造设计时应满足
行走安全、无障碍提供扶手撑扶等要求

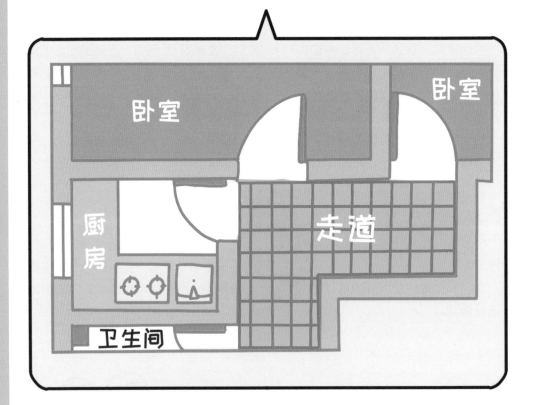

走道适老化不到位的问题

　　走道是连接各个功能房间的过渡空间，因此，走道是无障碍通行设计的重点。对走道进行适老化改造设计时，应满足行走安全、无障碍，提供扶手撑扶等要求。

　　而当走道的适老化不到位时可能会出现以下问题。

1. 走道狭窄或布局不合理

　　走廊太窄会导致老人无法方便地使用助行器、轮椅等工具，特别是在家庭较小或空间紧张的情况下，狭窄的走廊可能会增加摔倒和受伤的风险。

2. 地面不平整或光滑

　　走廊地面如果不平整、存在坑洼，或者使用过于光滑的地面材料，老人在走动时可能容易滑倒或绊倒，尤其是穿着拖鞋或走路不稳时。

3. 照明不足

　　走廊照明不充足，尤其在夜间，老人可能因视力问题无法清楚地看见前方的障碍物，导致跌倒、碰撞或迷失方向。

4. 扶手或支撑设施缺失

　　走廊内如没有扶手或支撑设施，老人在走动时可能感到不稳定，容易摔倒，特别是在走廊较长、需要频繁转弯的情况下。

5. 转角处视野不清晰

　　走廊转角处设计如果不合理，可能导致老人视野存在盲区，无法清晰地看到前方的情况，增加了与物体、家具等碰撞的风险。

6. 走廊缺乏标识和导航

　　特别是在较大的住宅中，老人可能会因为视力和记忆力下降，在走廊中迷失方向或无法判断正确的路线，容易走错房间或发生摔倒。

7. 走廊中的家具或物品阻碍通行

　　走廊中的家具、物品或者杂物堆积，可能会阻挡老人的行走路径，增加跌倒或碰撞的风险。

走道适老化设计参考

通往卧室、起居室的走道净宽≥100厘米

保证通行需求后可设置收纳柜、吊柜等增加储物空间

通往厨房、卫生间、储藏室的走道净宽≥90厘米

保证环境亮度良好设置感应式脚灯

设置连续扶手或兼具撑扶作用的家具

走道墙面避免有尖锐突出物

户内走道地面选用平整无过于凹凸的材质

走道与其他房间地面平滑衔接避免高差

走道适老化设计参考

1. 对走道进行适老化改造时，条件允许的情况下，通往卧室、起居室（厅）的走道净宽不宜小于100厘米，通往厨房、卫生间、储藏室的走道净宽不宜小于90厘米。

2. 对于行走不便的老人，应设置连续的扶手或兼具撑扶作用的家具。

（1）扶手高度宜根据老人的身高和身体情况来确定，与老人髋骨高度一致较为合适，一般来说，离地面约为80~85厘米。

（2）扶手内侧与墙面之间净宽宜为4~5厘米，扶手抓握部分的圆弧截面直径宜为3.5~4.5厘米。

3. 户内走道地面宜选用平整、无过于凹凸的材质。走道与其他房间的地面应平滑衔接，避免产生高差。

4. 走道的墙面不应有尖锐的突出物，以免老人在行走中不慎磕碰或刮挂。

5. 走道应保证良好的亮度环境。为保障老人夜间通行安全，走道宜设置感应式脚灯。

6. 在保证通行需求的情况下，走道可设置收纳柜、吊柜等，增加老人的储物空间。

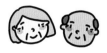

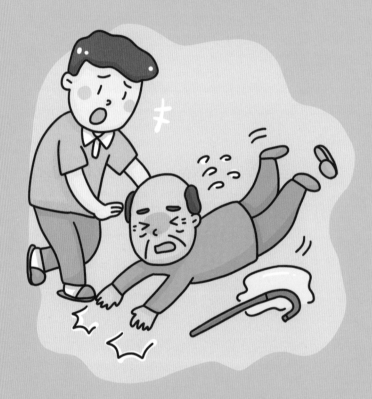

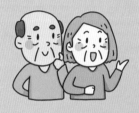

第四章

行动避险　步步为营

老人易跌倒的场所

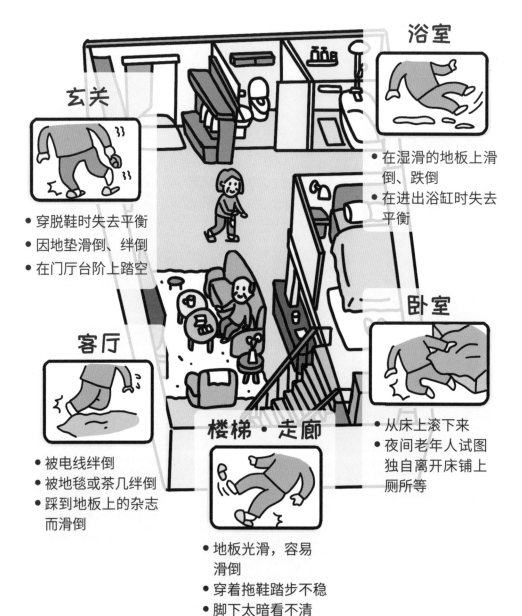

浴室
- 在湿滑的地板上滑倒、跌倒
- 在进出浴缸时失去平衡

玄关
- 穿脱鞋时失去平衡
- 因地垫滑倒、绊倒
- 在门厅台阶上踏空

卧室
- 从床上滚下来
- 夜间老年人试图独自离开床铺上厕所等

客厅
- 被电线绊倒
- 被地毯或茶几绊倒
- 踩到地板上的杂志而滑倒

楼梯·走廊
- 地板光滑，容易滑倒
- 穿着拖鞋踏步不稳
- 脚下太暗看不清

跌倒的防范措施

玄关
- 安装扶手
- 坐在椅子上穿脱鞋子
- 在玄关地垫下设置防滑垫
- 为有高度差的台阶设置踏板

楼梯·走廊
- 安装扶手
- 在楼梯上设置防滑垫
- 使用不易滑倒的地板材料
- 避免穿容易滑倒的袜子或拖鞋
- 保证脚下区域的照明

客厅
- 电线沿墙走，不要妨碍通行
- 在容易卷曲的地毯下垫防滑垫
- 避免使用容易绊倒的地毯或茶几
- 保持房间整洁有序

浴室
- 安装扶手
- 更换防滑地板材料或使用防滑垫
- 在高低差处使用踏板或坡道

卧室
- 将床的一侧靠墙摆放
- 使用床栏杆等防跌落用具
- 更换较矮的床铺以防跌落

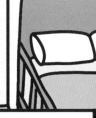

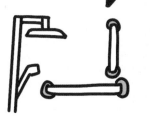

防跌倒辅具

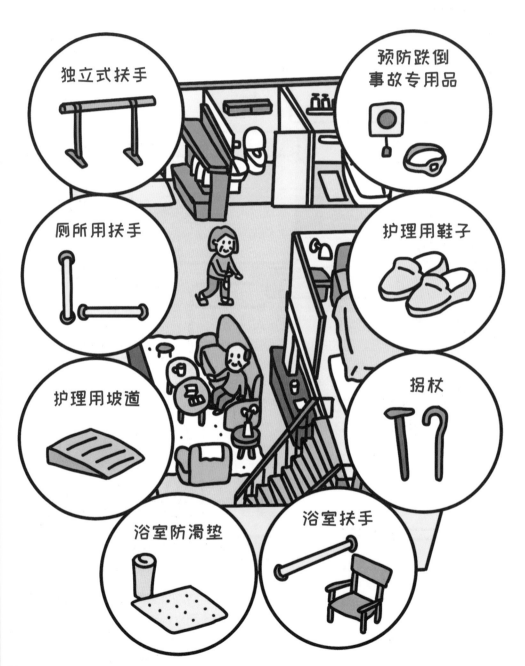

独立式扶手

预防跌倒事故专用品

厕所用扶手

护理用鞋子

护理用坡道

拐杖

浴室防滑垫

浴室扶手

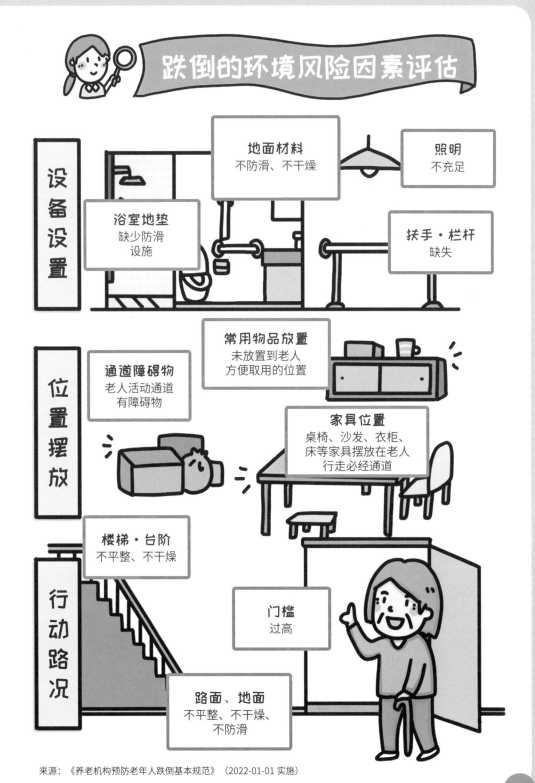

跌倒的环境风险因素评估

设备设置

- **地面材料** 不防滑、不干燥
- **照明** 不充足
- **浴室地垫** 缺少防滑设施
- **扶手·栏杆** 缺失

位置摆放

- **常用物品放置** 未放置到老人方便取用的位置
- **通道障碍物** 老人活动通道有障碍物
- **家具位置** 桌椅、沙发、衣柜、床等家具摆放在老人行走必经通道

行动路况

- **楼梯·台阶** 不平整、不干燥
- **门槛** 过高
- **路面、地面** 不平整、不干燥、不防滑

来源：《养老机构预防老年人跌倒基本规范》（2022-01-01 实施）

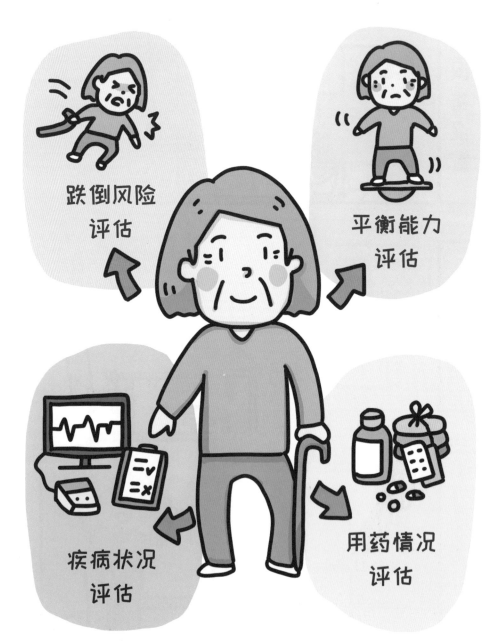

老年人身体状况风险评估

跌倒风险评估

平衡能力评估

疾病状况评估

用药情况评估

老年人身体状况风险评估

老年人身体状况风险评估内容包括但不限于以下四个方面：

1. 老年人跌倒风险评估，评估得分越高，说明跌倒风险越大。
2. 老年人平衡能力评估，评估得分越高，说明跌倒风险越大。
3. 老年人疾病状况评估，如符合情况则提示有跌倒风险。
4. 老年人用药情况评估，如符合情况则提示有跌倒风险。

跌倒风险评估

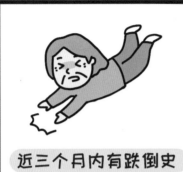

近三个月内有跌倒史

有基础疾病

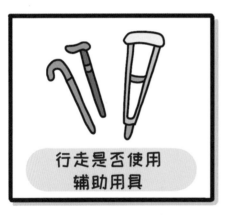

行走是否使用
辅助用具

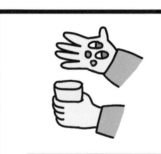

接受药物治疗

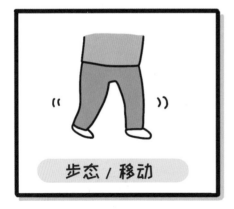

步态 / 移动

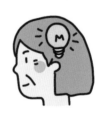

认知状态

老年人跌倒风险评估表

项目	评分标准	得分
近三个月内有跌倒史	否＝0	
	是＝25	
有基础疾病	否＝0	
	是＝15	
行走是否使用辅助用具	不需要/卧床休息/他人协助＝0	
	拐杖/手杖/助行器＝15	
	轮椅、平车＝30	
接受药物治疗	否＝0	
	是＝20	
步态/移动	正常/卧床不能移动＝0	
	双下肢虚弱乏力＝10	
	残疾或功能障碍＝20	
认知状态	自主行为能力＝0	
	无控制能力＝15	
总得分		

注：得分0~24分，低风险；

　　得分25~44分，中风险；

　　得分≥45分，高风险。

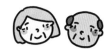

平衡能力评估

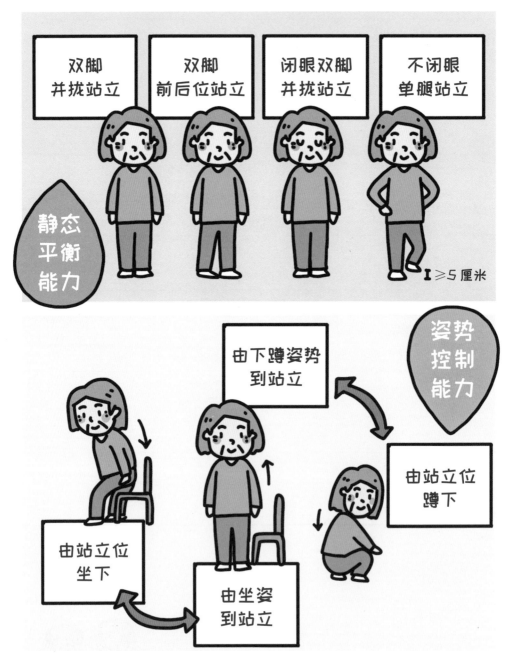

双脚
并拢站立

双脚
前后位站立

闭眼双脚
并拢站立

不闭眼
单腿站立

静态
平衡
能力

≥5厘米

姿势
控制
能力

由下蹲姿势
到站立

由站立位
蹲下

由站立位
坐下

由坐姿
到站立

平衡能力评估

1. 静态平衡能力

原地站立，按下列描述做动作，尽可能保持该姿势，根据保持的时间长短评分。

(1) 双脚并拢站立

双脚同一水平并列靠拢站立，双手自然下垂，保持姿势尽可能超过10秒钟。

(2) 双脚前后位站立

双脚成直线一前一后站立，前脚的后跟紧贴后脚的脚尖，双手自然下垂，保持姿势尽可能超过10秒钟。

(3) 闭眼双脚并拢站立

闭上双眼，双脚同一水平并列靠拢站立，双手自然下垂，保持姿势尽可能超过10秒钟。

(4) 不闭眼单腿站立

双手叉腰，单腿站立，抬起脚离地5厘米以上，保持姿势尽可能超过10秒钟。

2. 姿势控制能力

选择带靠背的椅子，完成坐下和站立；找一处空地，完成下蹲和起立，根据动作完成质量评分。

(1) 由站立位坐下

站在椅子前面，弯曲膝盖和大腿，轻轻坐下。

(2) 由坐姿到站立

坐在椅子上，靠腿部力量站起。

(3) 由站立位蹲下

双脚分开站立与肩同宽，弯曲膝盖下蹲。

(4) 由下蹲姿势到站立

由下蹲姿势靠腿部力量站起。

 起步

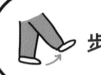 步高

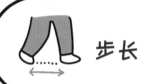 步长

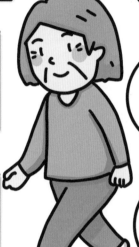

 脚步的匀称性

 步行的连续性

步行的直线性

动态平衡能力

 走动时躯干平稳性

 走动时转身

3. 动态平衡能力

设定一个起点,往前直线行走10步左右,转身再走回到起点,根据动作完成的质量评分。

(1) 起步
　　①能立即迈步出发,不犹豫。
　　②需要想一想或尝试几次才能迈步。

(2) 步高
　　①脚抬离地面,干净利落。
　　②脚拖着地面走路。

(3) 步长
　　①每步跨度长于脚长。
　　②不敢大步走,走小碎步。

(4) 脚步的匀称性
　　①步子均匀,每步的长度和高度一致。
　　②步子不匀称,时长时短,一脚深一脚浅。

(5) 步行的连续性
　　①连续迈步,中间没有停顿。
　　②步子不连贯,有时需要停顿。

(6) 步行的直线性
　　①能沿直线行走。
　　②不能走直线,偏向一边。

(7) 走动时躯干平稳性
　　①躯干平稳,不左右摇晃。
　　②摇晃或手需向两边伸开来保持平衡。

(8) 走动时转身
　　①躯干平稳,转身连贯,转身时步行连续。
　　②摇晃,转身前需停步或转身时脚步有停顿。

疾病状况评估

脑血管疾病

脑卒中、小脑疾病等

神经系统疾病

帕金森病
外周神经系统病变
糖尿病周围神经病变等

**骨骼肌肉系统
疾病**

骨质疏松
骨关节疾病等

**心血管系统
疾病**

高血压、体位性
或餐后低血压等

泌尿系统疾病

尿失禁
（男性）前列腺增生等

符合上述情况之一，则存在跌倒风险

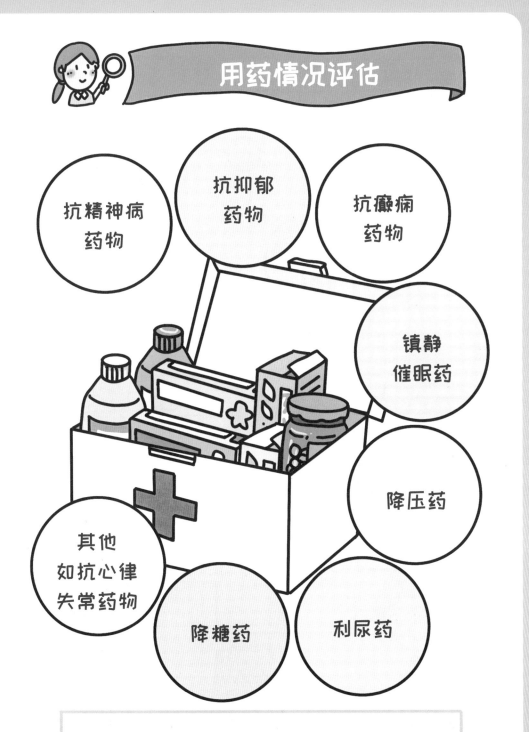

用药情况评估

抗精神病药物

抗抑郁药物

抗癫痫药物

镇静催眠药

降压药

其他如抗心律失常药物

降糖药

利尿药

符合上述用药情况之一，则存在跌倒风险

机构防跌倒环境设施

⑥ 辅助老人

为有跌倒风险的老年人提供
轮椅、助行器等辅具
或在老年人起床、行走、
如厕时由照护者协助

① 室内

应保持
光线充足

⑤ 物品放置

老年人常用物品应置于
不必借助梯子、凳子
就可伸手拿到的位置

**② 地面清洁
前后**

地面清洁实施前及
过程中应在显著位置
放置安全提示标识
地面清洁等完成后应
确保地面干燥、无障
碍物

③

地面应平整

通道不应有障碍物
出现问题应及时
维修、清除

**④ 地面水渍
处理前后**

发现地面有水渍应及时
采取措施使地面干燥
如擦拭、烘干等，地
面未干燥前应放置
安全提示标识

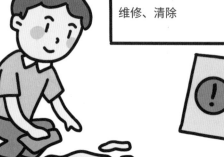

机构防跌倒环境设施

为有效防止老人摔倒，机构环境改造需要综合考虑老人的活动需求、行动能力、视觉和听力等多方面的因素。优化照明、地面设计、扶手和支撑设施、家具布局、无障碍设计等方面，可以显著降低老人摔倒的风险，提高其生活安全性和舒适度。同时，增加紧急呼叫系统、清晰的标识和适当的环境温控，也是确保老人日常生活安全性的重要措施。

1. 应保持室内光线充足。走廊、楼梯、浴室等区域的照明应明亮且均匀，避免阴暗角落或盲区。尤其是晚上或夜间活动时，需确保老人能够清楚看到周围的环境，避免摔倒。

2. 地面清洁实施前及过程中，应在显著位置放置安全提示标识；地面清洁等完成后，应确保地面干燥、无障碍物。

3. 地面应平整、通道不应有障碍物，出现问题应及时维修、清除。清理走廊、房间和其他通道的障碍物，如杂物、家具或电缆线。确保通道畅通无阻，避免老人被物品绊倒。

4. 发现地面有水渍，应及时采取措施使地面干燥，如擦拭、烘干等。地面未干燥前应放置安全提示标识。确保地面材料都具有防滑功能。

5. 老人常用物品应置于不必借助梯子、凳子就可伸手拿到的位置。避免老人要弯腰或爬高拿物品。通过合理的家具布置，避免狭窄的空间和不方便的存取方式。老人活动区域内不应有任何妨碍行走的家具或物品。床、沙发和其他家具的摆放，应避免老人活动时产生碰撞，尤其是在夜间活动时。

6. 为有跌倒风险的老年人提供轮椅、助行器等辅具，或在老人起床、行走、如厕时由照护者协助。

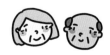

老年人防跌倒教育

1

告知老年人
跌倒的危害性
严重性和可预防性

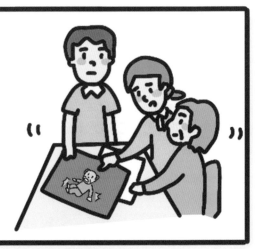

2

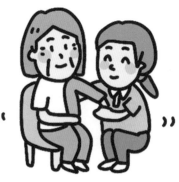

引导老年人穿着
合身的衣服
安全防滑鞋具

③ 提醒老年人调整生活方式

上下楼梯、如厕时
应使用扶手

转身、转头时
动作应缓慢

走路时保持步态
平稳缓慢行走

不应去人多
及湿滑的地方

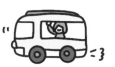
乘坐交通工具时
等车辆停稳后再上下

放慢起身、
下床的速度

睡前饮水不宜过多
以免夜间多次如厕

不宜独自活动

④

提醒老年人
在如厕、起床
以及行走时
寻求照护者的帮助

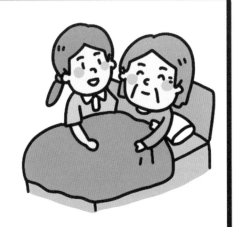

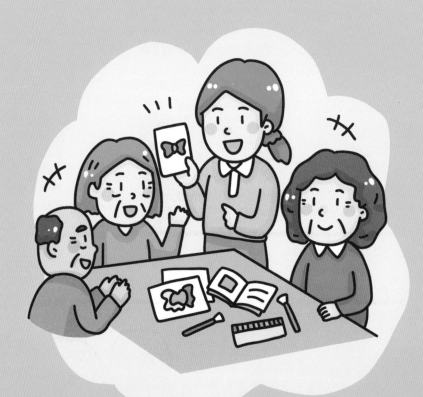

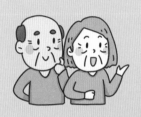

第五章

乐享时光　多彩活动

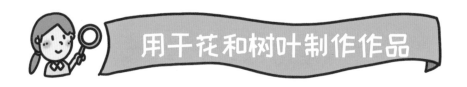

用干花和树叶制作作品

难度 ★★★☆☆   所需时间 75 分钟

活动目的

- 激发老人的创造欲望及目标达成的动力
- 通过动手操作，预防老人某些功能衰退或促进功能恢复

活动描述

- 将干花 / 树叶贴在台纸上，制作壁饰、杯垫等多种作品
- 由活动组织者（家属 / 照护者等）准备干花 / 树叶，也可邀请老人亲手制作干花，参加者需根据构图美感将干花 / 树叶贴在台纸上
- 作品完成后用塑封机进行封装，制作成可在日常生活中使用的物品

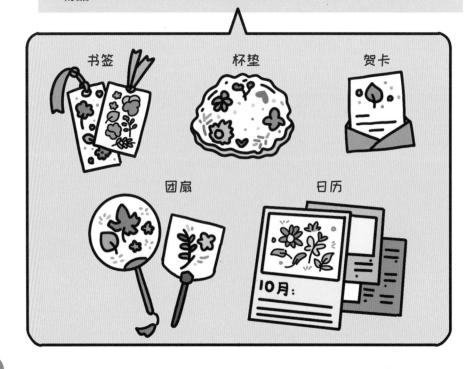

书签   杯垫   贺卡

团扇   日历

活动说明

- 人数：1人或多人
- 预算：20元/人
- 准备物品：塑封纸、干花、各种台纸、胶水、参考用样品
- 适合人群：任何人群
- 风险：对于可能会误食干花或胶水的老人，需提前确认并采取预防措施

1 引导／说明（10分钟）

向老人展示成品并说明制作步骤

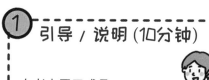

2 制作（30分钟）

分发物品
参与者自由选择材料
构思作品的构图
将素材贴到背景纸上

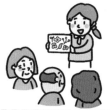

3 加工（20分钟）

对完成的作品进行细节处理并用塑封机封装

4 装饰（10分钟）

将作品装饰到合适的地方以供观赏

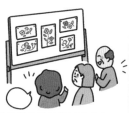

5 结束（5分钟）

分享制作体验
收拾物品

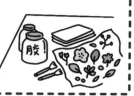

用热缩片制作装饰品

难度★★★★☆　　　　　所需时间 55 分钟

活动目的

- 完成节日装饰品，体验目标达成的满足感
- 如多人参与，通过装饰环境促进参与者之间的互动与交流

活动描述

- 在薄塑料板上用油性笔绘画并加热，制作出透明感十足的节日（以春节为例）装饰挂件
- 参与者需要进行打孔、用烤箱加热等操作，活动中由家属或照护者提供帮助
- 作品完成后可以将手工制作的挂件进行装饰，愉悦身心

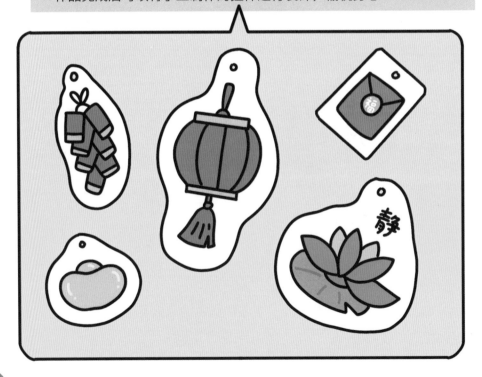

活动说明

- 人数：1 人或多人
- 预算：20 元 / 人
- 准备物品：烤箱、长筷子、塑料板（厚度 0.2 毫米）、打孔器、油性笔（多色）、剪刀、铝箔、洗甲水、棉棒、平板 2 块、绳子（根据数量准备）、参考草图、参考的塑料板作品
- 注意事项：需对绘画和穿绳等精细操作困难的参与者提供帮助，有能力的参与者可参与剪塑料板的工作，请为无法操作的参与者提供帮助
- 风险：使用洗甲水修改、打孔和烤箱加热的步骤由组织者进行

① 引导 / 说明 (10分钟)

展示塑料板和
作品实例
并讲解
操作步骤

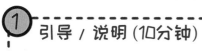

② 准备 (5分钟)

分发塑料板和
油性笔
参与者从提供的春节
装饰草图中选择
自己喜欢的图案

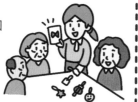

③ 加工 (15分钟)

将塑料板放在草图上
用油性笔描绘并上色

如需要修改图案
可由组织者使用棉棒
和洗甲水进行擦除

按照图案
剪裁塑料板

组织者为每个
作品打穿绳孔

④ 加热与定型
(15分钟，讲师操作)

将铝箔揉皱后铺在烤盘上
塑料板依次放在铝箔上加热

参与者可观察加热过程
感受乐趣

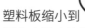

塑料板缩小到
原大小的 1/4 时，用筷子取出
用平板夹住压平并矫正其弯曲部分

装饰（10分钟）

用绳子穿过孔洞并装饰已完成的挂件

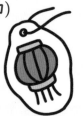

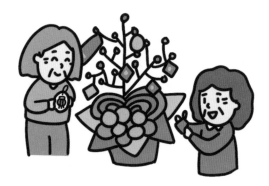

   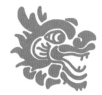

 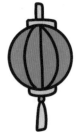 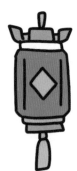

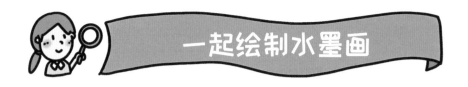

一起绘制水墨画

难度 ★★★☆☆　　　　　所需时间 60分钟

活动目的

- 通过动手作画来恢复手指的功能，预防老人功能退化
- 通过协作完成作品，促进参与者之间的交流

活动描述

- 对大多数老人来说，水墨画是未曾体验过的新鲜艺术形式，即使不擅长用毛笔画画，也可以通过描摹底图来完成作品
- 建议准备季节性的花卉底图，如春季准备山茶花、秋季准备凌霄等
- 完成的作品可以挂在家中适宜的地方展示

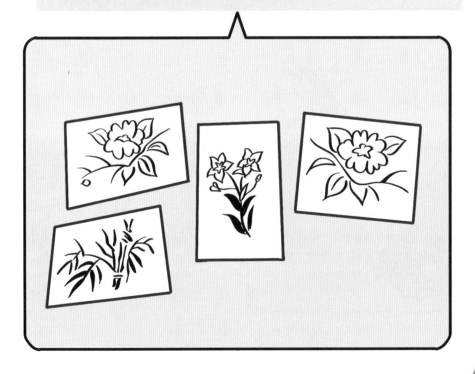

活动说明

- 人数：1 人或多人（4~12 人）
- 准备物品：按人数准备毛笔、墨、砚台、调墨盘、盛水器、洗笔器等完整的水墨画套装，以及底图、作品样本，建议多备练习用纸
- 注意事项：对于难以用毛笔作画的人，可提供帮助
- 活动建议：目标不是画得完美，只要画出一条线，就值得一起庆祝和分享喜悦

① 引导 (5分钟)

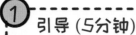

展示
水墨画样品

② 说明 (10分钟)

讲解水墨画的绘制方法
介绍如何使用墨、砚台、毛笔和
调墨盘等工具
展示底图
并解释如何
沿着线条描摹

③ 练习 (10分钟)

分发工具、底纸
练习用纸和报纸
溶墨并用毛笔
进行练习

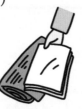

④ 制作 (25分钟)

发一张底图，根据
底图逐一绘制图案
必要时家属 / 照护者
可协助调整

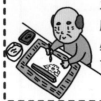

⑤ 观赏 (10分钟)

将完成的水墨画
贴在墙上
欣赏作品

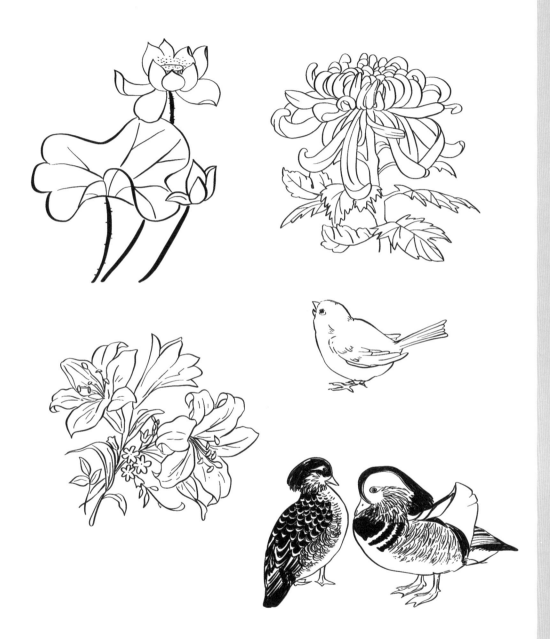

奥秘无穷涂色活动

难度 ★☆☆☆☆　　　　所需时间 55 分钟

活动目的

- 激发成就感和持续参与的动力
- 激活大脑多个区域的功能

活动描述

- 用彩色铅笔为涂色图案填色，完成作品
- 研究表明，人在小时候玩的涂色游戏对成年后的脑部活性化有积极作用，可根据参与者的情况，准备从简单到复杂的多种图案
- 通过不同的上色技巧，可以将作品打造成正式的绘画作品

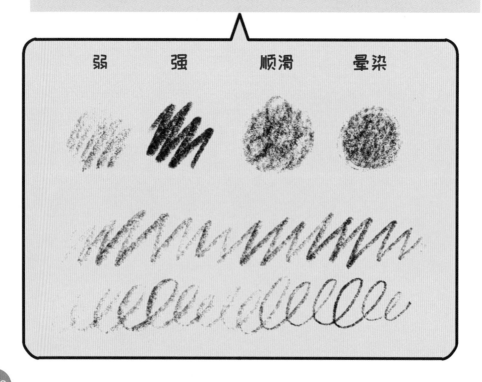

弱　　　　强　　　　顺滑　　　　晕染

活动说明

- 人数：1人或多人（15人以内）
- 准备物品：彩色铅笔、削铅笔器、作为样本的涂色作品
- 注意事项：对于涂色困难的人，可提供简单的涂色图案
- 活动建议：
  (1) 上色时通过色彩深浅变化，或用手指轻轻擦拭过渡，使作品更专业
  (2) 削铅笔时要注意安全，避免将铅笔削得过尖

① 引导 / 说明 (10分钟)

展示涂色作品样本
作为破冰环节
讲解使用
彩色铅笔
上色的技巧

② 准备 (5分钟)

分发彩色铅笔
查看各种涂色图案
参与者选择自己喜欢的图案

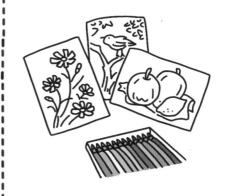

③ 涂色 (30分钟)

用彩色铅笔给图案填色
完成作品
完成较快的
参与者可以
再涂一幅

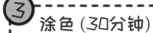
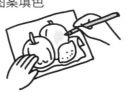

④ 作品观赏 (10分钟)

将完成的作品贴在展示板或墙上
大家一起观赏

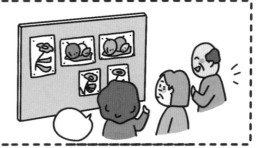

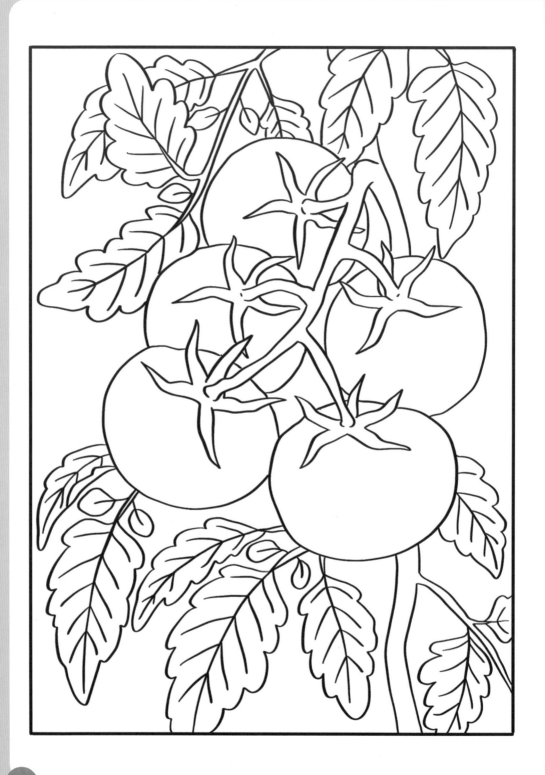

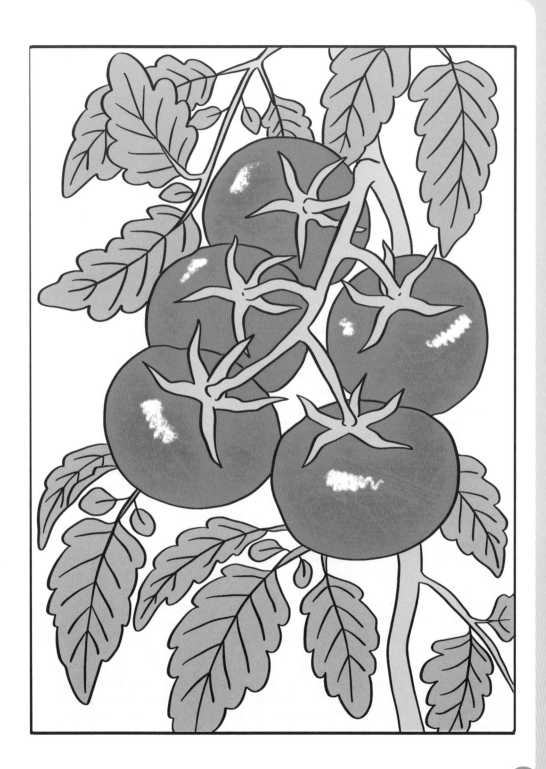

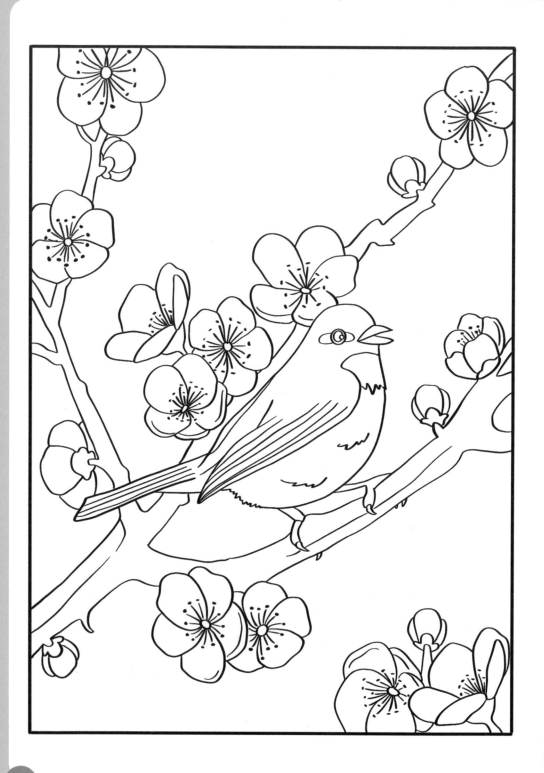

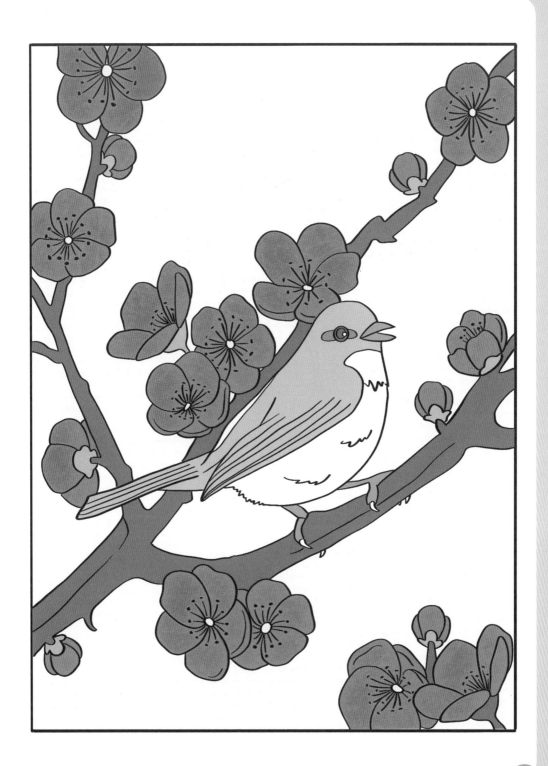

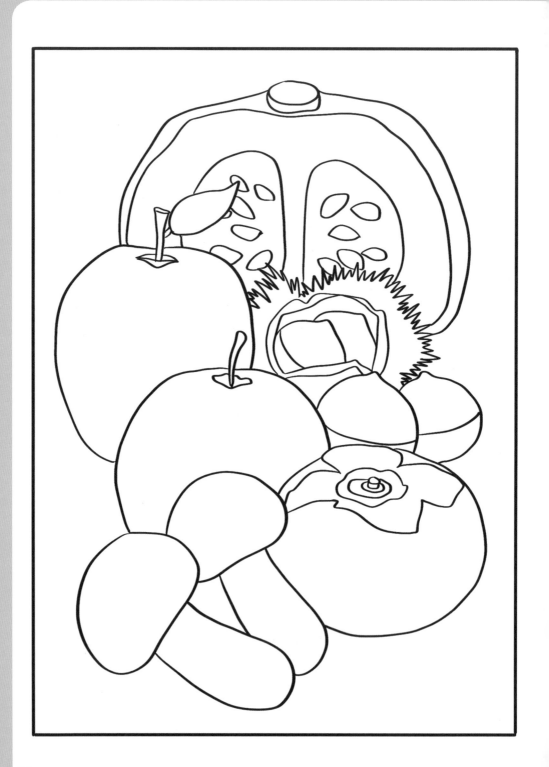

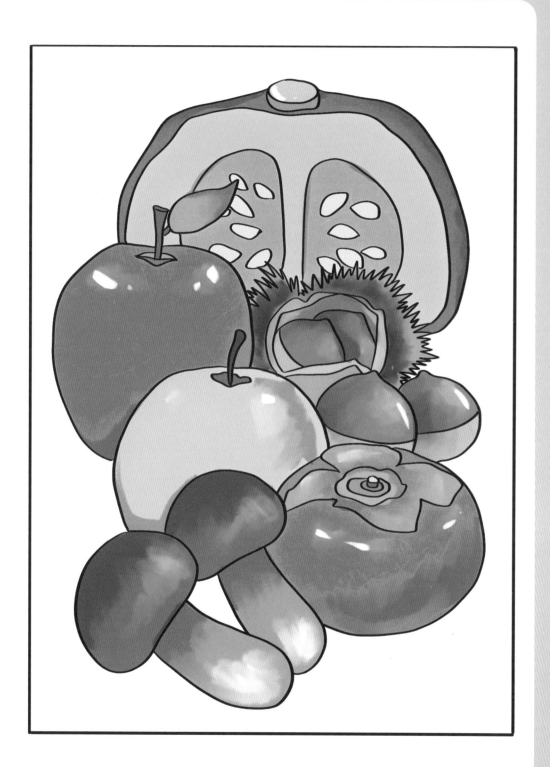

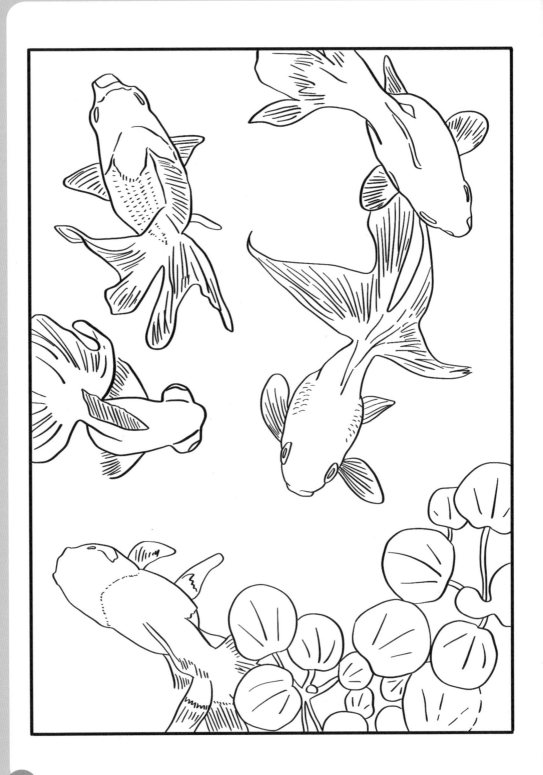

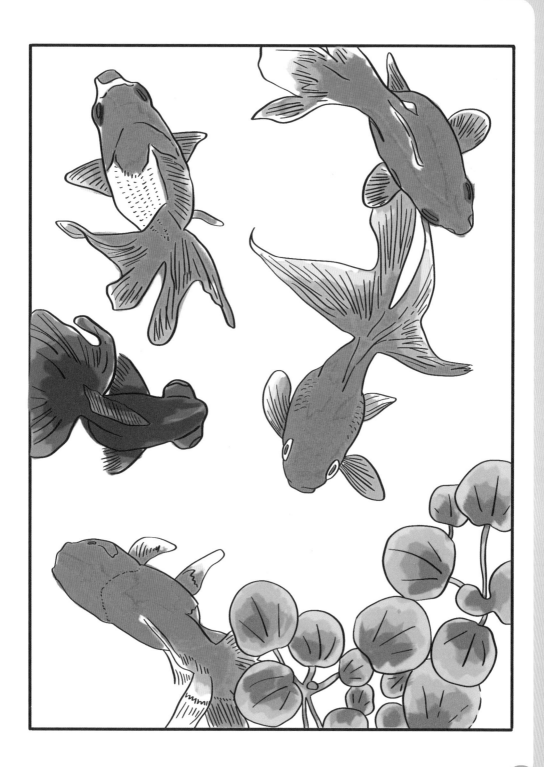

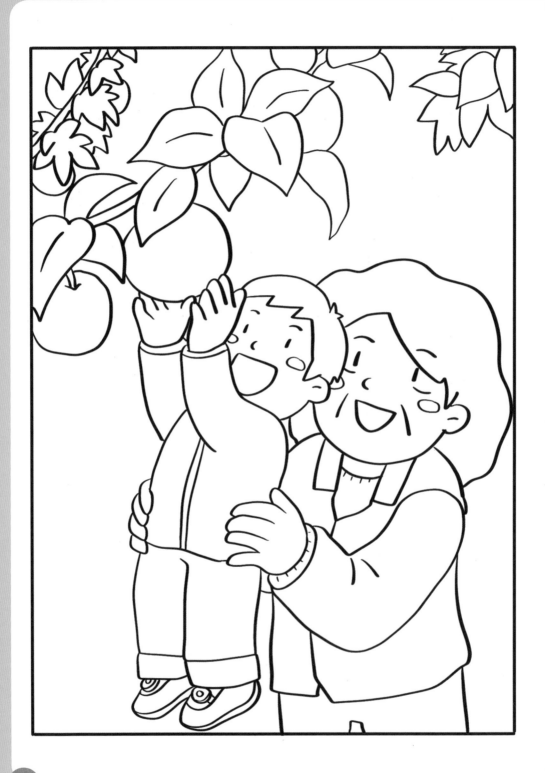

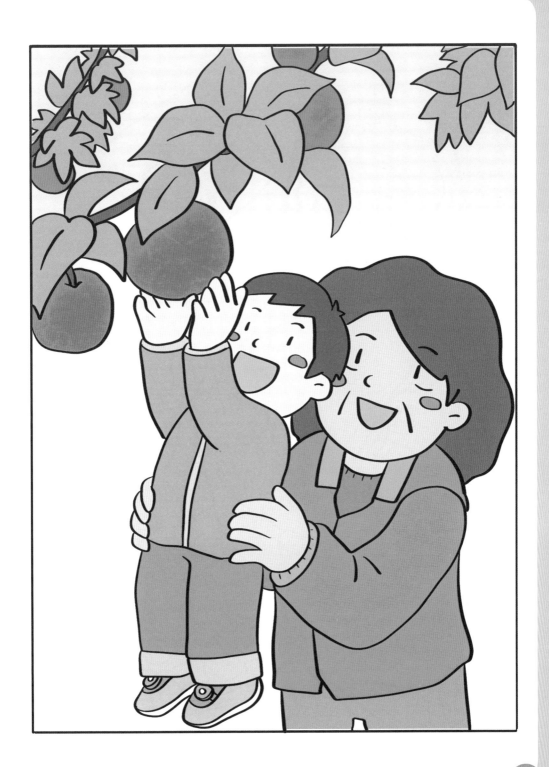

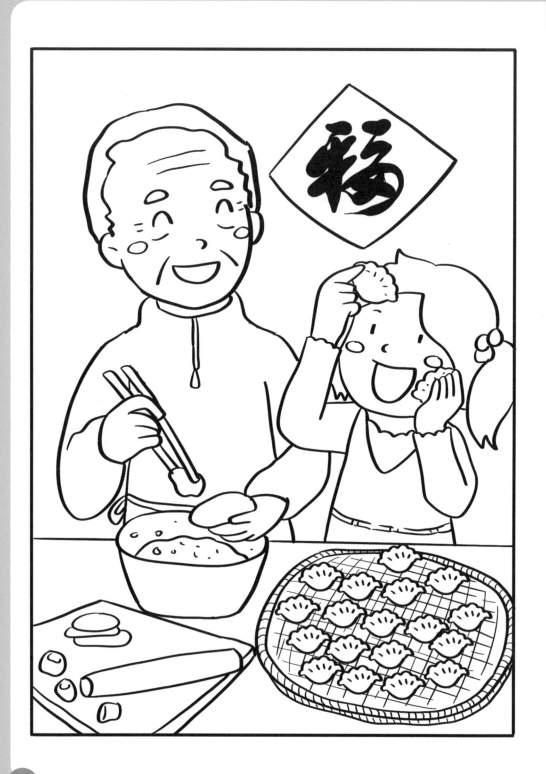

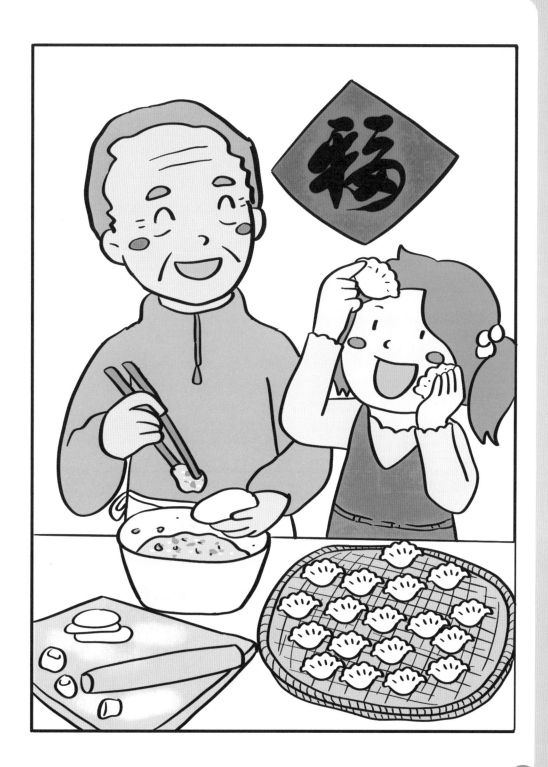

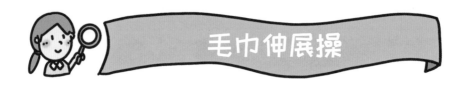

毛巾伸展操

难度 ★★★★☆　　　　所需时间 30分钟

活动目的

- 通过简单拉伸预防身体功能退化

活动准备

- 人数：3人及以上（30人以内）
- 准备物品：有伸缩性的毛巾
- 事前准备：打扫干净地板，确认脚可以直接踩在地上

活动描述

- 使用具有伸缩性的毛巾进行对身体负担较小的伸展运动
- 先做一些简单的引导活动暖身，然后双手抓住毛巾两端，从前往后移动手臂，进行肩胛骨的运动
- 这类活动有助于舒展身体，同时保持身体的灵活性和温暖

引导（10分钟）

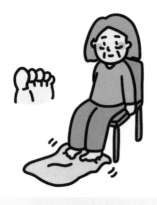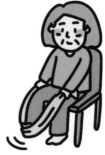

光脚，用脚趾夹住毛巾　　　　双手拉拢放在地上的毛巾，握住毛巾摩擦脚底

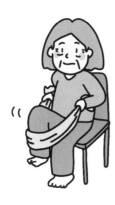

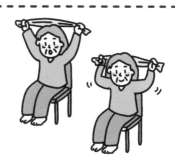

胸部向外扩展，双手抓住毛巾
手臂抬至头顶，再缓缓降至耳朵高度

单膝弯曲
将毛巾挂在小腿上方
并拉近身体

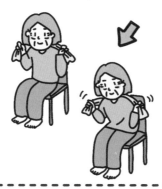

双手握住毛巾
放在背后
弯曲背部
拉伸背部肌肉

游戏示例

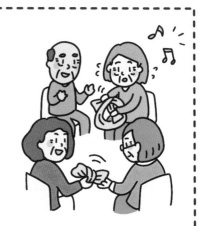

1. 围成一圈坐下
2. 把毛巾打结后传给旁边的人
3. 接到打结毛巾的人解开结后
   传给下一位
4. 重复 2 和 3，完成一圈传递

下半身运动

难度 ★★★☆☆　　　　　所需时间 35 分钟

活动目的

- 通过简单拉伸预防跌倒

活动描述

- 参加者坐在椅子上挺直背部，跟随音乐节奏进行抬腿运动。这项运动需将大腿抬高并保持动作，同时脚尖和脚跟也要随着节奏移动
- 活动有助于提高心率，促进新陈代谢，还能锻炼大腿后部和小腿肌肉，从而预防跌倒。老人可在运动的愉快氛围中改善体力、增强腿部肌肉力量，并帮助保持身体的平衡感

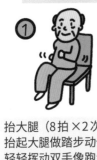

① 抬大腿（8拍×2次）
抬起大腿做踏步动作
轻轻挥动双手像跑步一样

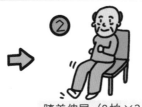

② 膝盖伸展（8拍×2次）
单脚向前伸展
脚跟触地后返回
同时保持双手轻轻摆动

③ 膝盖伸展
（8拍×2次）
单脚向前伸展
脚跟触地后返回
返回时抬起大腿
再放下

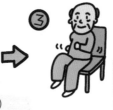

④ 膝盖开合（8拍×2次）
1、2 拍时，脚尖朝外
膝盖向外打开
3、4 拍时，脚尖朝内
膝盖合拢

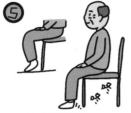

⑤ 脚跟上下运动
（8拍×2次）
脚尖着地
脚跟上下移动
轻轻敲击地面

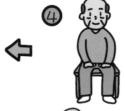

⑥ 脚尖上下运动（8拍×2次）
脚跟着地，脚尖上下移动
轻轻敲击地面

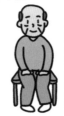
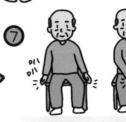

⑦ 在音乐前奏、间奏和尾奏时
拍打膝盖的内侧和外侧

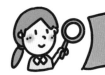

肩部体操

难度 ★★★☆☆　　　　　所需时间 20 分钟

活动目的

- 通过简单拉伸缓解肩颈僵硬

活动描述

- 专注于解决导致肩颈僵硬的三大原因：姿势不良、寒冷和缺乏运动
- 轻松的伸展和节奏感强的上身运动，有助于缓解肩颈紧张和改善姿势

肩部放松运动（10分钟）

头部左右倾斜

肩膀上下运动

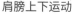

肩部旋转

双臂上举拉伸

背部弯曲并张开肩胛骨

随音乐进行肩部体操（10分钟）

头部随音乐
左右倾斜

肩膀随节奏
上下运动

前后大幅度
旋转肩膀

背部弯曲
收紧腹部

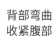

胸部张开
做骄傲姿势

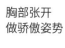

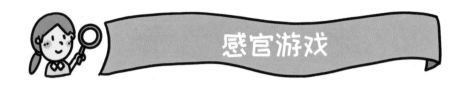

感官游戏

难度★★★☆   **所需时间 30 分钟**

活动目的

- 通过集体参与，促进参与者与家属间的互动与交流
- 激发竞争意识，通过使用大脑达到预防老年痴呆和增进健康的效果

活动描述

- 人们对时间和空间的感知因人而异，这项游戏将通过竞赛来发掘这些差异，参与者将惊喜地发现每个人的感知有多么不同，并在竞赛中感受乐趣

活动准备

- 人数：2 人及以上（20 人以内）
- 准备物品：纸带、秒表、秤、卷尺、豆子等用于测量的物品
- 适合人群：任何能表达自己意思的人，对于自理能力强的人可设计一些变体游戏，如蒙上眼睛走 10 步，看看是否能走直
- 活动建议：与其追求精确，不如享受发现差异带来的意外惊喜和乐趣

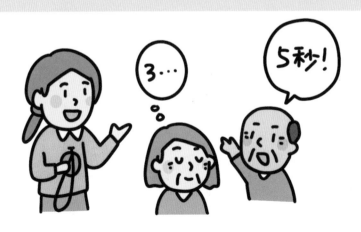

体内时钟游戏（10分钟）

参与者通过感知猜测指定的秒数

说"开始"
并按下秒表

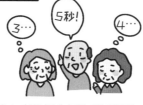

参与者根据自己的感知判断
认为5秒过去时做出示意
游戏亦可测量10秒、20秒等时
长组织者根据进程拍手鼓励

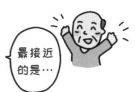

公布每位参与者实际
感知的秒数
最接近准确时间的人
获得大家的鼓掌赞扬

体内称重游戏（10分钟）

目测估量一定豆子的数量或重量

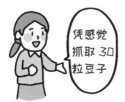

将盛有小豆的盘子
分发给参与者

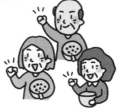

要求参与者凭感觉抓取
指定量的豆子
例如30克或30颗

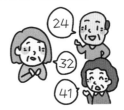

公布每位参与者实际
抓取的重量或数量
最接近指定数值的人
获得掌声

体内测量游戏（10分钟）

用目测测量指定长度的胶带（如30厘米）

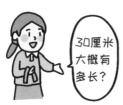

给参与者发一条纸带
要求其凭感觉切出
指定长度，如10厘米

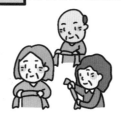

将实际切出的纸带与
10厘米的标准纸带比较

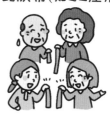

公布每位参与者切出
的长度，最接近标准
长度的人获得掌声

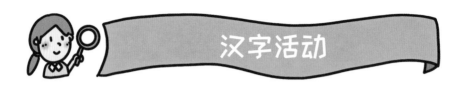

汉字活动

难度★☆☆☆☆　　　　所需时间 30 分钟

活动目的

- 通过联想各种各样的汉字，激发脑部活力
- 通过挑战促成成就感，激发欲望

活动准备

- 人数：1~4 人
- 适合人群：任何认识字的老年人
- 活动建议：逐渐增加难度
  (1) 从简单汉字开始，完成汉字组合（15分钟）
  (2) 将组合好的汉字再组合成词汇（15分钟）

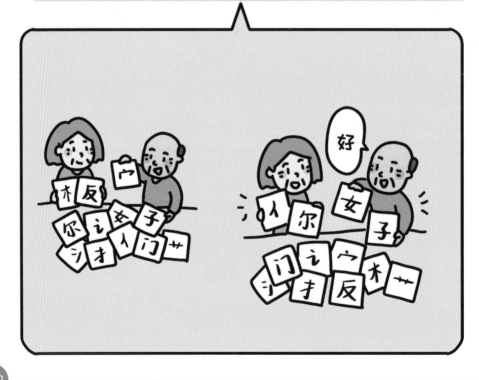

王	氵	亻	讠
页	目	女	才
昜	子	分	丁
巴	马	木	里

又	乞	卜	阝
日	月	米	宀
玉	良	口	寸
欠	也	尔	百

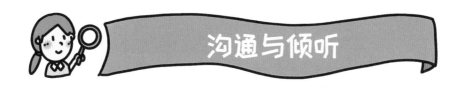

沟通与倾听

难度★☆☆☆☆ 　　　所需时间 40 分钟

活动目的

• 减轻老年人的孤独感和不安，维持及恢复精神健康

活动准备

• 人数：至少 1 人
• 建议：认知症老人即使在无法叙述完整的情况下，也可以进行倾听，比起实际内容，倾听本身更重要
• 注意事项：准备一些话题，或可以让老年人回忆起往事的物品，以此打开沟通契机，保持微笑，通过各种反馈表达出认真倾听的感受

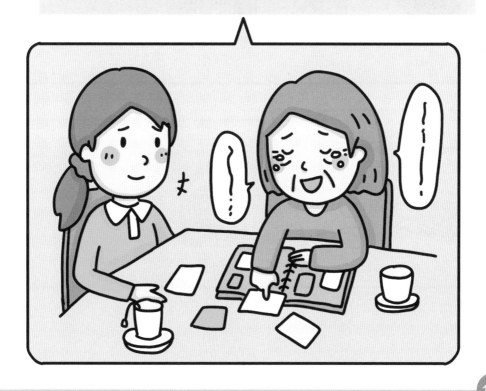

人生话题

童年　　　学生时代　　　退休

从出生到现在
人生经历过
哪些难忘的事？

多种主题

  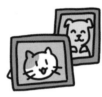

过年　　　旅游　　　宠物

提供不同主题
和对方一起选出
容易发挥
或喜欢的话题

特殊物品

 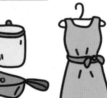 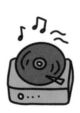

照片　日常用品　旧衣物　老歌

通过具有
怀旧性的物品
增加谈话丰富性
刺激老人记忆

致　谢

这本书的每一页背后，都凝聚了许多人的心血与付出，离不开各位朋友、同事和家人的帮助与鼓励。借此机会，我想向所有给予我帮助和支持的人表达最深的感谢。

首先，我要特别感谢"阿沐养老"的主编储涛先生。五年的时间，我们从开始时策划一个专栏，到如今这本书的完成，储涛先生给予了我宝贵的指导。他不仅为这本书的诞生提供了启发，也通过"阿沐养老"这个平台，让更多人通过漫画和图解的方式，理解老人照护的重要性。

感谢我的编辑兰梅女士，她是这本书从构想到落地的关键推手。两年来的紧密合作，兰梅女士不仅在内容上给予了我极大的帮助，也在设计、排版等方面给予了我无微不至的指导，使得这本书最终能够以今日美好的姿态呈现给读者。

同时，我也要感谢所有参与本书制作的伙伴们，特别是刘雅洁、刘诗阳，让这本书在可视化呈现上做到更好；以及潘婷、郦叶、李智勇等朋友，他们为这本书提供了宝贵的专业意见，让书中细节更加完整与生动。

此外，感谢所有关注"ruoruo说养老"的朋友和每一位读者。正是你们的支持与期待，让我有动力将这些知识与经验分享出来。希望这本书能够为大家带来一些实用的帮助，也希望它能够为更多家庭的养老照护提供参考与指导。

最后，我还要感谢我的家人，你们在我创作过程中给予了无私的理解和支持，是我创作的动力源泉。

感谢所有帮助过我的人，正是因为有了你们的支持与陪伴，这本书才得以完成。我希望这本书能为每一个需要的家庭带来帮助，也希望它能够为实现"老有所养、老有所依、老有所乐、老有所安"的美好愿景贡献一份力量。

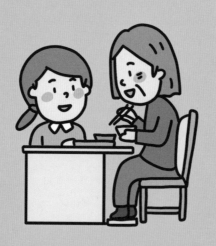